INGRID GEROLIMICH

para revolucionar o amor
a crise do amor romântico e o poder da amizade entre mulheres

© Ingrid Gerolimich, 2024
© Editora Claraboia, 2024
1ª edição, outubro de 2024

Editora TAINÃ BISPO
Coordenação editorial JADE MEDEIROS
Preparação LUCIANA FIGUEIREDO
Revisão LARISSA BONTEMPI
Diagramação VIVIAN OLIVEIRA
Capa VANESSA LIMA

Dados Internacionais de Catalogação na Publicação (CIP)
Jéssica de Oliveira Molinari - CRB-8/9852

Gerolimich, Ingrid
   Para revolucionar o amor : A crise do amor romântico e o poder da amizade entre mulheres / Ingrid Gerolimich. – 1ª ed. – São Paulo : Claraboia, 2024.
   160 p.

   ISBN 978-65-80162-27-7

   1. Mulheres - Afeto (Psicologia) 2. Amizade entre mulheres 3. Mulheres - Redes de relações sociais I. Título

24-4228   CDD 302.34082

Índice para catálogo sistemático:
1. Mulheres - Afeto (Psicologia)

CLARABOIA

2024
Proibida a reprodução, no todo ou em parte, através de quaisquer meios.
Todos os direitos desta edição reservados à Editora Claraboia.
Caixa postal 79724
CEP 05022-970
www.editoraclaraboia.com.br

*Para minha mãe, que me mostrou que
o mundo se transforma quando
as vozes das mulheres se erguem.
Você me ensinou a lutar,
a jamais me conformar.
É por você, mãe,
por mim também, por todas nós.*

SUMÁRIO

07 Prefácio

09 Reflexões para o presente

13 **Parte I. Afinal, o que é a mulher?**
15 Afinal, o que é a mulher?
19 Cale-se! Deixe-me falar!
27 Mito da feminilidade como instrumento de controle
37 A demonização da mulher é um projeto
43 O mito da rivalidade feminina
47 A inveja da vulva e do útero

53 **Parte II. Eros em crise existencial**
55 O luto pelo fim do amor romântico
57 Afinal, o que é o amor romântico?
65 O mito da alma gêmea
69 O amor romântico como condição à felicidade
73 Eros em crise existencial
83 Quando o amor adoece
91 O amor nos tempos de máquinas celibatárias

95 **Parte III. A amizade feminina é revolução**
97 Abram caminho para o eros da amizade!
103 A crise da família patriarcal, que comece o matriarcado

111 A amizade feminina é revolução
119 Sociedade da inimizade
123 Por uma política da amizade
127 A amizade como um "cuidar de si e do mundo"
133 Quando até o direito à amizade é negado às mulheres
137 Amizade e as diferenças entre gêneros
143 Por uma pedagogia da amizade
147 Mas, afinal, a amizade feminina é o novo amor romântico?

151 Agradecimentos

153 Referências

PREFÁCIO

Eis a seguir um tratado para nosso tempo. Ingrid Gerolimich nos apresenta nas próximas páginas uma pesquisa profunda e didática sobre os caminhos de um sistema que nos adoece: um sistema de amor que só beneficia as regras do tabuleiro patriarcal. Com uma lupa, a socióloga nos descreve muitas das causas para nosso desconforto atual, desconstrói os mitos que foram sendo lapidados durante séculos para eliminar o poder da mulher, pois o poder da mulher sempre foi uma ameaça ao jogo do patriarcado. O mito da feminilidade, o mito da rivalidade feminina, o mito da alma gêmea interpretado de maneira equivocada, o mito do amor romântico como nossa premiação máxima desse jogo. Mas como jogar, então, um *Jogo da vida* com novas regras? Ingrid nos apresenta um tabuleiro muito mais interessante. Somos sistematicamente diminuídas, silenciadas (e destruídas) no que temos de mais potente: nosso amor. Nos ensinaram a amar errado — e a nos odiar umas às outras, diga-se de passagem — desde os contos de fada, filmes, literatura, novelas, músicas. Quando Ingrid evoca o título do livro e desenvolve sua tese, abre para todas nós a Caixa de Pandora, para que sejam libertas e venham à luz da consciência nossas pulsões de amor genuínas, que estão no cerne da nossa força: o amor de Gaia, o amor fraterno, o amor política pública, o amor amizade de outra mulher, o amor coletivo de tantas mulheres que se apoiam e se fortalecem no clã. O amor romântico está longe de ser a única cenoura, o único pote de ouro no final do arco-íris. Perceber isso é revelar os caminhos para a nova sociedade, é falar sobre o *zeitgeist*. E nada escapa ao olhar da psicanalista e socióloga, que nos apresenta um registro documental sobre o nosso momento. A nova ordem feminina revolucionária não está nem no amor romântico nem na competição por cargos de presidência ou de CEO em grandes companhias que fortalecem as regras do patriarcado. Está em uma nova maneira de ser e estar no mundo que amplia a solidariedade, a alegria da colaboração, o valor da comunidade e da ancestralidade, o amor que transborda de tantas maneiras executivas, o amor cerne da ética do cuidado e da valorização do ser e dos laços. Alicerce de um novo mundo que será fortalecido pela reconstrução e afirmação do tecido das amizades femininas como acompanhamos a seguir.

Petria Chaves

REFLEXÕES PARA O PRESENTE

Estamos vivendo um luto pelo amor romântico. E a pergunta com a qual inicio este livro é: "O que fazer com o vazio que fica depois da morte de algo que nos acompanha por toda uma existência?"

O amor romântico tem exercido um papel central nas relações humanas, sobretudo, nos últimos séculos, sendo, inclusive, constantemente reforçado enquanto uma condição *sine qua non* para a felicidade, o pote de ouro no fim do arco-íris.

Talvez pessoas como o monge budista Matthieu Ricard, considerado por cientistas da Universidade de Wisconsin a pessoa mais feliz do mundo, possam refutar esta tese, mas o fato é que, para a sociedade ocidental, o amor romântico ainda ocupa lugar de imenso destaque na constituição da nossa subjetividade, dos nossos desejos e, consequentemente, da maneira como nos relacionamos uns com os outros.

Na vida das mulheres, o papel que o amor romântico exerce é ainda mais importante e estratégico. É um elemento norteador e, muitas vezes, definidor da existência feminina — a tal ponto que acreditamos por muito tempo que este tipo de amor é para nós uma vocação e um destino inquestionável, e que a impossibilidade de não vivê-lo significaria uma vida menos vivida; pior, uma existência fracassada. Não importa que uma mulher tenha conquistado um prêmio Nobel ou algo do tipo, ela ainda será questionada se não tiver conseguido "fisgar" o amor. "Qual será o problema dela?", sempre indagarão.

O problema é que este ideal de amor romântico, tal qual se apresenta para nós, não só é uma ingênua ilusão como representa um risco real à vida das mulheres. O risco de uma vida de sujeições ao desejo do outro, que impede que cada mulher encontre as condições para descobrir e exercer os seus próprios desejos, e o risco de sermos submetidas a relações calcadas em todo tipo de abuso e violência pelo medo do fracasso e da solidão, tidos como o preço a se pagar pela escolha de um caminho diferente daquele que a manada segue.

Sou uma defensora do amor e essa defesa nada tem de ingênua. Acredito que o amor tenha uma força descomunal, capaz de mudar corações, mentes e destinos coletivos. O amor pode e deve ser exercido como a potência revolucionária que é.

Como bell hooks, vejo o amor para além de um sentimento, mas como uma prática. Mais que isso até: como uma responsabilidade que precisamos assumir conosco e com o mundo. Para amar é necessário compromisso, envolvimento, cuidado, respeito. O amor não subjuga, ele liberta, mas para isso é preciso ser exercido enquanto uma ética solidária, democrática e coletiva, e não como instrumento discursivo para auxiliar na manutenção do poder de uns sobre os outros.

O amor romântico, tal como foi concebido e perpetuado ao longo dos últimos séculos, se baseia em normas patriarcais que relegam às mulheres papéis passivos e submissos. Neste contexto, a amizade entre mulheres emerge como uma força revolucionária, uma contraposição poderosa ao paradigma do amor romântico patriarcal, que coloniza os nossos afetos.

A amizade entre mulheres desafia as normas de gênero estabelecidas, que insistem em romantizar a dependência emocional e a submissão feminina. Em vez de buscar a validação e a completude através de parceiros românticos, podemos encontrar em nossas amizades um espaço de libertação das amarras que nos impedem de ir além.

Em vez de dependerem de parceiros românticos para sua felicidade e realização, as mulheres que valorizam a amizade entre si encontram uma fonte inesgotável de força interior e autonomia. Elas descobrem que são capazes de construir vidas significativas e satisfatórias, independentemente do *status* de seus relacionamentos amorosos.

Este livro é, portanto, um convite à revolução afetiva, um chamado para desconstruirmos os mitos do amor romântico e abraçarmos o poder do amor nas mais diferentes esferas, incluindo aquele que nasce da amizade entre mulheres. Ao explorar histórias inspiradoras e reflexões, podemos abrir os olhos para o potencial revolucionário de uma outra concepção de amor baseada na solidariedade.

Ao desafiar as normas e narrativas impostas pelo patriarcado, conseguiremos criar juntas um futuro mais igualitário, empático e verdadeiramente amoroso. Este é o poder revolucionário da amizade entre mulheres.

Foi isso que me motivou a escrever *Para revolucionar o amor*. O livro não é um postulado, um documento acadêmico, é o olhar de uma mulher em meio à sua própria jornada, que se confunde com as de outras mulheres. É uma mistura de relatos pessoais e históricos, de devaneios e desabafos, de manifestos e lufadas de esperança por um outro modo de viver.

E, para além disso, é um convite a uma nova práxis amorosa, à construção de uma política de transformação das nossas corporeidades psíquicas que permita um outro circular de afetos, para que, enfim, possamos ver nascer uma nova ética do amor pela via da amizade.

Há esta frase tão conhecida na filosofia ubuntu que diz: "Eu sou porque nós somos". Há uma potência transformadora e revolucionária quando mulheres se encontram individual e coletivamente. Este livro é, portanto, um chamado a questionarmos tudo o que ainda limita a nossa existência enquanto mulheres para traçarmos juntas os caminhos rumo àquilo que faz a alma de cada uma de nós dançar livremente no mundo.

PARTE I

Afinal, o que é a mulher?

Eu-mulher em rios vermelhos
inauguro a vida.
Em baixa voz
violento os tímpanos do mundo.
Antevejo.
Antecipo.
Antes-vivo

Antes — agora — o que há de vir.
Eu fêmea-matriz.
Eu força-motriz.
Eu-mulher
abrigo da semente
moto-contínuo
do mundo.

Conceição Evaristo, "Eu-mulher"

1. Afinal, o que é a mulher?

Antes de falarmos sobre como amamos e nos relacionamos com nossas parceiras e parceiros, família, amigas e amigos, precisamos tentar compreender quem nós, mulheres, somos enquanto sujeitos, porque a maneira como existimos também define como amamos. E, por muito tempo, fomos levadas a enxergar a nós mesmas pelas lentes do outro, dos homens, da sociedade patriarcal. Então, quem somos nós quando nos despimos das roupas com as quais tentaram nos vestir?

É possível dizer o que significa ser uma mulher? A resposta pode se dar de diferentes formas, dependendo de quantas variáveis adicionarmos a esta pergunta. O que é ser uma mulher cis, trans, hétero, lésbica, negra, branca, pobre, rica, com filhos, sem filhos? Mas, para além de todas as diferenças sociais, culturais, estruturais e subjetivas que se apresentam, há um significado que marque de maneira uníssona a existência de todas nós enquanto ser-mulher?

Uma coisa é certa: enquanto as questões existenciais relacionadas aos homens estão no campo do que se entende por humanidade, tudo o que diz respeito ao existir de uma mulher está relacionado mais ao seu gênero do que ao fato de viver neste planeta como um ser humano tal qual um homem.

"Afinal, o que quer a mulher?" Essa foi a pergunta feita por Sigmund Freud à Marie Bonaparte, psicanalista e sua analisanda à época, após confessar não ter conseguido encontrar resposta satisfatória para esta pergunta mesmo após trinta anos de iniciado seu caminho no estudo da psiquê humana. E Lacan, no rastro de Freud, cunhou o aforismo "a mulher não existe". Na tentativa de responder ao questionamento freudiano sobre o que quer a mulher, Lacan, então, vai defender que, em primeiro lugar, não há "a" mulher, mas, sim, "as" mulheres. O que pressupõe que não há um significante que a defina, como acontece com o homem e seu falo.

"Nada é natural na coletividade humana (...), entre outras coisas, a mulher é um produto elaborado pela civilização; a intervenção de outrem em seu destino é original; se essa ação fosse dirigida de outra forma", disse Simone de Beauvoir (1980) em *O segundo sexo*, orginalmente publicado em 1949. Para a filósofa, a mulher é um *vir-a-ser*, um *tornar-se*, e isso mostra como a sociedade atribui ao homem o primeiro sexo e o institui como referencial comparativo para definir o feminino. "O homem se colocava como sujeito e considerava a mulher como um objeto, o outro. Ela se determina e se diferencia em relação ao homem e não este em relação a ela; ela é o não-essencial face ao essencial. Ele é o sujeito, ele é o absoluto: ela é o outro" (1980).

Para Freud, este *vir-a-ser* inerente à mulher se relaciona com uma pretensa castração feminina e o desejo de possuir um falo, tal qual o dos homens. Desejo este que, na impossibilidade de sua concretude, se realizaria de outra forma, através da maternidade. O filho seria, então, o falo da mulher. Tal formulação gerou uma série de debates necessários entre seus contemporâneos e também os pós-freudianos, que apontavam para o quão preconceituoso e limitante este olhar pode ser, uma visão inegavelmente marcada pela cultura patriarcal falocêntrica de sua época.

Há críticas absolutamente necessárias a respeito da concepção freudiana de sexualidade feminina baseada na inveja do falo e cuja solução se daria na maternidade. Como outros autores, Freud esbarrou nas influências de seu tempo e, como ele próprio reconheceu, apresentou uma visão fragmentária sobre o feminino, o que aponta para uma necessária revisão no campo da psicanálise sobre os fenômenos que envolvem este tema.

Mas é importante frisar que Freud alertou para o perigo de discursos dogmáticos ao atentar para o fato de que a psicanálise é incompleta e que não requer para si o *status* de uma verdade absoluta. Logo, a psicanálise deve estar sempre buscando revisitar e refazer debates importantes à luz das mudanças que ocorrem com o tempo. Contudo, isso não exclui as inúmeras contribuições que ele apresentou nesse campo, sobretudo, em relação à sexualidade das "histéricas"[1]. As "histéricas" representaram um marco, não só para a psicanálise, mas também para a luta feminista.

O que podemos constatar, portanto, é que, sendo a psiquê humana constituída por elementos que pertencem à cultura que nos cerca e em uma sociedade onde quem tem o poder é o gênero masculino, o significante "mulher" é elaborado a partir de discursos que marcam as diferenças entre masculino e feminino como sendo um biologicamente

---

[1] Sigmund Freud definiu como histéricas um grupo de pacientes que ele tratou e estudou no final do século XIX e início do século XX. Essas pacientes eram diagnosticadas com "histeria", um termo utilizado na época para descrever uma ampla gama de sintomas físicos e emocionais inexplicáveis, que incluíam paralisia, cegueira, dores, desmaios e estados emocionais intensos. A "histeria" era considerada uma condição predominantemente feminina. Freud, juntamente com seu colega Josef Breuer, desenvolveu a teoria de que esses sintomas histéricos tinham origens psicológicas e não físicas.

superior ao outro, definindo tudo o que diz respeito à mulher a partir do homem, em uma lógica binária e limitada que sustenta a existência dos homens, sobretudo, dos brancos e heterossexuais, como sendo aqueles que representam a humanidade, enquanto a mulher é excluída desse processo de significação.

"Não sabemos nada sobre elas, a não ser os seus nomes, datas de nascimento e casamento", disse Virginia Woolf em *Um teto todo seu* (2014), ensaio publicado originalmente em 1929 e baseado em uma série de palestras que Woolf proferiu em duas faculdades para mulheres na Universidade de Cambridge, em 1928. Ao dizer que "não sabemos nada sobre elas", Virginia se refere às nossas mães, avós, bisavós, que foram apagadas da história de legados de nossas famílias. Sabemos tudo sobre um avô herói que lutou na guerra, sobre um pai que era o melhor do time de futebol. E das nossas avós e mães, o que sabemos? Quais foram as suas paixões mais latentes, seus desejos, sonhos, escolhas e renúncias, suas dores?

A história das mulheres, das nossas mulheres, são apenas fragmentos, como folhas rasgadas que se perdem no vento da vida enquanto tentamos reuni-las em nossas mãos para juntar cada pedaço de forma que nos contem essa história que também é nossa e que aponta o caminho que nos levará a descobrir quem somos e o que tem sido feito de nós até hoje. Façamos então o exercício insurgente de perguntar às mulheres das nossas vidas sobre suas histórias e seus desejos, como uma forma de honrar suas trajetórias e de nortear as nossas.

2. Cale-se! Deixe-me falar!

"Cale-se! Deixe-me falar!", disse certa vez Anna O., pseudônimo de Bertha Pappenheim, uma jovem judia de família aristocrata da Viena no século XIX.

Mas por que e para quem ela disse isso?

Antes, é preciso conhecer seu contexto. Aos 21 anos, Anna, ou melhor, Bertha, havia recebido o diagnóstico de que fora acometida pela histeria e que precisaria passar por um tratamento com a finalidade de promover a cura da sua "enfermidade". Em julho de 1880, seu pai ficou gravemente doente, e a tradição dizia que as responsabilidades da enfermagem fossem divididas entre a esposa e a filha. E foi desta maneira que a jovem passou a fazer plantão todas as noites para cuidar do pai doente. Após a morte dele, ela passou a apresentar vários sintomas: anorexia, fraqueza, anemia, uma tosse severa e "nervosa", também desenvolveu uma paralisia em parte do corpo. Além de tudo isso, ficou muda — justo ela que era capaz de falar várias línguas com desenvoltura.

Mas há quem diga que o quadro de Bertha começou antes dos 20 anos e da doença do seu pai. Como qualquer jovem, ela queria viver a vida com a curiosidade, a inquietude e a impetuosidade tão marcantes da sua idade. Sem que isso, no entanto, fosse possível para uma mulher, a necessidade de recalcar suas pulsões de vida para ter que levar a única vida possível para uma mulher da sua época a teria feito dar início aos sintomas do que mais tarde seria diagnosticado como histeria.

Àquela altura, a psicanálise como a conhecemos e sua característica marcante, a livre-associação, ainda não existiam. Os tratamentos ainda tinham sua força na técnica da hipnose, e o terapeuta costumava falar mais que a paciente, usando a sugestão como método terapêutico. Foi assim até que, em uma das sessões, Bertha interrompeu a terapia e disse: "Cale-se, deixe-me falar!". Este ato aparentemente simples foi o que fundou a psicanálise praticada até os dias de hoje.

Bertha comparava seu tratamento ao ato de limpar a chaminé, curando-se pelas palavras que saíam de sua boca, uma forma de liberar de si o que a sufocava. Este caso fundador da psicanálise elevou a palavra a instrumento fundamental para um tratamento bem-sucedido. Bertha chamava isso de "cura pela fala". E nada mais simbólico do que o ato de falar se transformar em instrumento de cura para aquelas que foram expostas a séculos de silenciamento, como bem relatado pela historiadora Michelle Perrot (2005, p. 9):

> Evidentemente, a irrupção de uma presença e de uma fala feminina em locais que lhes eram até então proibidos, ou pouco familiares, é uma inovação do século XIX que muda o horizonte sonoro. Subsistem, no entanto, muitas zonas mudas e, no que se refere ao passado, um oceano de silêncio, ligado à partilha desigual dos traços, da memória e, ainda mais, da História, este relato que, por muito tempo, "esqueceu" as mulheres, como se, por serem destinadas à obscuridade da reprodução,

inenarrável, elas estivessem fora do tempo, ou ao menos fora do acontecimento. No início era o Verbo, mas o Verbo era Deus, e Homem. O silêncio é comum das mulheres. Ele convém a sua posição secundária e subordinada. Ele cai bem em seus rostos, levemente sorridentes, não deformados pela impertinência do riso barulhento e viril. Bocas fechadas, lábios cerrados, pálpebras baixas, as mulheres só podem chorar, deixar lágrimas correrem como água de uma inesgotável dor.

Silenciar nunca foi uma opção para as mulheres, mas uma imposição que, para quem se opusesse, poderia pagar com a própria vida. Como aconteceu com a ativista política, feminista e abolicionista francesa, Olympe de Gouges, que teve um papel fundamental na Revolução Francesa, mas foi guilhotinada pouco tempo após a revolução por discordar de posições políticas adotadas pelo novo regime da burguesia. Aliás, é importante que se lembre que a Revolução Francesa, como outros eventos históricos importantes, aconteceu graças à força provocada pela união das mulheres.

A Marcha das Mulheres a Versalhes[2], que, por razões de apagamento do protagonismo feminino, ficou mais conhecida como Marcha sobre Versalhes, foi o evento que pôs a pá de cal na monarquia francesa no século XVIII. Liderada por mulheres, ela aconteceu no dia 5 de outubro de 1789 e levou milhares de pessoas de Paris até a cidade real de Versalhes para protestar contra a escassez de alimentos, entre outras coisas. Estas mulheres, desesperadas pela falta de comida para elas e seus filhos, munidas de facas de cozinha, exigiam do rei Luís XVI pão e reformas sociais.

---

[2] O comitê organizador das Olímpiadas de Paris 2024 desenhou o percurso da maratona com os mesmos caminhos percorridos pela "Marcha das Mulheres a Versalhes" como forma de homenagear essas mulheres que mudaram a história e de fomentar o discurso pela igualdade de gênero.

Foram estas mulheres pobres e trabalhadoras, que, unidas, marcharam exaustivamente debaixo de chuva, arrastando canhões, segurando facas e garfos, o verdadeiro estopim de uma nova era. Sem elas e sua força insurgente, a burguesia possivelmente não teria derrotado a monarquia. E a Revolução Francesa talvez nunca tivesse acontecido — pelo menos não da maneira que a história conheceu.

Mas, apesar do protagonismo feminino neste que foi um dos eventos mais importantes da história até hoje relatados, o que isso significou em termos de conquista de direitos pelas mulheres? Em 1791, Olympe de Gouges apresentou à Assembleia Nacional da França a "Declaração dos direitos da mulher e da cidadã", em resposta à "Declaração dos direitos do homem e do cidadão", escrita anteriormente pelos líderes da Revolução Francesa. Tal declaração dos direitos da mulher, que é tida como o primeiro manifesto público feminista da história, foi amplamente ignorada pelos novos ocupantes do poder e Olympe foi morta dois anos depois. E, na mesma época, o novo governo instituiu que encontros que reunissem mais de cinco mulheres estavam proibidos, pois a burguesia no poder tinha medo de que uma nova Marcha a Versalhes pudesse voltar a acontecer, desta vez contra ela mesma.

Muitos eventos históricos que revolucionaram o mundo foram liderados por mulheres, mas a sua participação foi quase completamente apagada dos anais da história. Os registros silenciavam o protagonismo feminino e excluíram sua participação social dos documentos, como alertou Perrot (2007, p. 21):

> Para escrever a história, são necessárias fontes, documentos, vestígios. E isso é uma dificuldade quando se trata da história das mulheres. Sua presença é frequentemente apagada, seus

vestígios, desfeitos, seus arquivos, destruídos. Há um déficit, uma falta de vestígios.

No livro *Novas cartas portuguesas*, três mulheres, três Marias, Maria Teresa Horta, Maria Isabel Barreno e Maria Velho da Costa, escreveram de maneira profunda e poética sobre as condições da existência em uma sociedade castradora dos desejos femininos. A obra teve uma importância enorme não só para a luta feminista no Ocidente, mas para a própria retomada da democracia em um Portugal comandado na época por uma ditadura sanguinária. Tanto que a Revolução dos Cravos, de 25 de Abril, incluiu o livro no seguimento das ações importantes que ajudaram neste processo de retomada.

Lembro deste livro porque umas das coisas que me chamam a atenção na sua leitura é justamente a forma cooperativa da escrita, não apenas como um método de produção literária, mas como um princípio, como se atestassem que ali houve um verdadeiro encontro de cada uma em si mesma, uma em todas, todas em uma, na melhor versão feminista "três mosqueteiras" (Barreno; Horta; Costa, 1974, p. 107):

> Também por isso nosso intercâmbio — e toda a amizade de mulheres — tem um tom de uterino, de troca lenta, sanguinária e carente, de situação de princípio retomada. Também, mas não só; também conta, pelo menos nos receios fundos, nossos e dos outros, o que a sociedade semeia de turvo e equívoco nas relações entre mulheres, juntas só para se entreterem, e divagarem no que as aflige e opõe e nunca no que constroem, juntas para que uma sentinela baste, e a sociedade semeia o equívoco que assustará e susterá a própria amizade entre mulheres.

Isso me mostra que é preciso seguir freneticamente reescrevendo a nossa história, individual e coletiva, refazendo nossos passos, de forma que tudo aquilo que apreendemos sobre nós pela visão do outro, e que ressoa freneticamente em nosso universo psíquico, não mais impeça o reencontro com quem realmente somos. Como disse Hélène Cixous, no capítulo obra-prima "O riso da Medusa", "é preciso que a mulher se escreva: que a mulher escreva sobre a mulher, e que faça as mulheres virem à escrita, da qual elas foram afastadas tão violentamente quanto o foram de seus corpos; pelas mesmas razões, pela mesma lei, com o mesmo objetivo mortal" (1981, p. 41). Somente assim escreveremos não só a história das mulheres, mas uma nova história do mundo. E esta é uma tarefa política urgente e de todas nós.

Voltando, então, à Anna O., não é difícil perceber que todo o silenciamento que as mulheres enfrentaram ao longo de séculos de dominação patriarcal mostra que a histeria significava, na verdade, um pedido de socorro destas mulheres. Na impossibilidade de dar vazão aos seus afetos potentes, de expressar seus desejos e anseios, elas tinham seus corpos tomados pela reverberação de tudo o que eram obrigadas a reprimir, a voz calada era a mesma que fazia o corpo gritar. O "Deixe-me falar" de Bertha ultrapassou, portanto, as paredes do seu tratamento individual para mostrar que a origem dos seus sintomas estava além das condições subjetivas da sua própria existência, pois fazia parte do seu existir enquanto este sujeito-mulher que ocupa um lugar-vazio em um mundo que a rejeita.

Com "Cale-se! Deixe-me falar!", Bertha, sem ainda saber, teve um papel revolucionário e simbólico ao inverter a ordem das coisas e, pela primeira vez, dar o poder da fala às mulheres. "Cale-se! Deixe-me falar!" é o grito de liberdade que ressoa dentro de cada mulher marcada por uma vida de silenciamento, é expor as feridas que nos obrigaram por tanto tempo a esconder, é retirar da invisibilidade as dores que carregamos sozinhas, é reafirmar a nossa existência e se recusar a aceitar o destino de anonimato e subjugação que traçaram para nós. Como disse Clarice Lispector (1973, p. 86-87):

> [...] Quiseram que eu fosse um objeto. Sou um objeto. Objeto sujo de sangue. Sou um objeto que cria outros objetos e a máquina cria a nós todos. [...] Mas eu não obedeço totalmente: se tenho que ser um objeto, que seja um objeto que grita. Há uma coisa dentro de mim que dói. Ah como dói e como grita pedindo socorro. Mas faltam lágrimas na máquina que sou. [...] O que me salva é grito.

O grito é pelas mulheres das nossas vidas, pelas nossas mães, avós, bisavós, nossas antepassadas que estiveram por tanto tempo mergulhadas neste oceano de silêncio que marcou suas vidas e as nossas também.

3. Mito da feminilidade como instrumento de controle

> *Homem, sabes ser justo? É uma mulher que te pergunta: não quererás tolher-lhe esse direito? Dize-me, quem te deu o soberano poder de oprimir o meu sexo?*
>
> OLYMPE DE GOUGES, "A declaração dos direitos da mulher e da cidadã", França, 1791

In-sub-mis-sa (substantivo feminino): Alguém que não se submete; que não se sujeita, que busca ser livre.

Na obra *A origem da família, da propriedade privada e do Estado*, Friedrich Engels (1986, p. 58) escreveu que:

> Uma das ideias mais absurdas que nos transmitiu a filosofia do século XVIII é a de que na origem da sociedade a mulher foi escrava do homem. Entre todos os selvagens e em todas as tribos que se encontram nas fases inferior, média e até (em parte) superior da barbárie, a mulher não só é livre como, também, muito considerada.

Para as culturas antigas, a mulher era especial em um nível de divindade por conta da sua sintonia com a mãe-terra. Os ciclos da mulher relacionam-se com os da natureza, de morte e renascimento, e ao poder da criação, a fertilidade feminina junto à da natureza. Na cultura celta, entre povos que existiram entre 1200 a.C. e 500 d.C., a menstruação era chamada de *dergflaith*, que significa "soberania vermelha".

Ela tinha uma aura de sagrado, pois ligava a mulher às fases da lua, assim como das marés, aos movimentos do planeta.

Há muitos exemplos de sociedades antigas baseadas em diferentes formas de organização que não o patriarcado. Por exemplo, a sociedade Elamita, considerada a primeira cultura desenvolvida da região que hoje é conhecida como Irã e uma das mais desenvolvidas sociedades da história antiga, é tida por diversos pesquisadores como matrilinear, ou seja, as linhagens familiares se davam através da mulher e não do homem. Isso já mostra a importância delas no contexto da sua organização social.

Outro exemplo está aqui na América Latina: a sociedade das mulheres guerreiras indígenas da floresta Amazônica, que resistiu às invasões portuguesas e espanholas do século XVI. As Icamiabas, que significa "peito partido" em Tupi ficaram conhecidas como as "Amazonas das Américas", em referência à antiga nação de mulheres guerreiras da mitologia grega. As Icamiabas não se casavam e não permitiam homens em suas aldeias. Elas se encontravam com homens de outras comunidades somente em período fértil para procriação. E, ao nascerem as crianças, as meninas eram criadas por elas e os meninos, entregues aos guerreiros indígenas para serem criados por eles.

A resistência destas mulheres indígenas contra a invasão colonial foi tão importante que o principal rio da região, o Amazonas, recebeu este nome em homenagem a estas bravas guerreiras. E, até hoje, comunidades indígenas realizam cerimônias como forma de manter vivos os ensinamentos trazidos ao mundo pelas Icamiabas, as guerreiras protetoras das matas e protegidas pela Lua. Mas, apesar dos diversos indícios de sua existência, estas mulheres foram tratadas como lenda e não como parte da nossa história de resistência.

Em sua série de entrevistas com Bill Moyers para o livro *O poder do mito*, o mitólogo estadunidense Joseph Campbell explorou como as figuras mitológicas e as estruturas sociais evoluíram ao longo do tempo. Ele destacou como as culturas pré-históricas tinham uma visão mais matriarcal e como as mudanças nas sociedades, especialmente com o advento das culturas bélicas, levaram à prevalência de mitologias patriarcais.

O trabalho desenvolvido por Campbell ficou bastante conhecido e segue sendo amplamente debatido até os dias de hoje. Curioso é que as descobertas da arqueóloga lituana Marija Gimbutas, sua contemporânea, não tenham tido a mesma repercussão, apesar da importância monumental para o nosso tempo, como o próprio Campbell reconheceu, ao dizer que os estudos de Gimbutas foram uma das descobertas arqueológicas mais importantes da história.

Em *The Civilization of the Goddess* [*A civilização da Deusa*, em tradução livre, originalmente publicado em 1991], Gimbutas afirmava que, durante o período neolítico (cerca de 10.000 a.C. a 3.000 a.C.), havia uma sociedade que aparentemente formava um sistema igualitário de organização social. Um dos motivos que levaram a professora a pensar assim é o fato de as sepulturas serem todas semelhantes, ou seja, não mostravam diferenças hierárquicas que sugerissem um chefe.

Gimbutas foi além e descreveu que essa sociedade igualitária formava o que ela chamou de "Cultura da Deusa", que era centrada na figura da Deusa-Mãe e as deusas que se fundiam à natureza, como as deusas-pássaros, deusas-cobras e outras, em um movimento sinérgico com o Todo. A Deusa-Mãe simbolizava a fertilidade, a terra e a natureza. As sociedades que se estruturavam em torno dela eram matrilineares e se organizavam de maneira comunitária e sustentável, em harmonia com a natureza, onde as mulheres cuidavam dos templos e os homens das tarefas físicas, como caçar. Segundo a professora, eram sociedades pacíficas, com poucos indícios de guerra ou violência organizada. As descobertas da arqueóloga reforçam, então, a ideia de que, antes do patriarcado, no período neolítico, pelo menos, houve uma cultura comunitária, livre de violência e guerras, onde não existia diferença hierárquica entre gêneros e nem poder e submissão de uns sobre os outros.

Gimbutas diz que estas sociedades gineocráticas, lideradas por mulheres, foram suplantadas pelo povo Kurgan, uma sociedade androcrática, ou seja, dominada por homens, guerreiros indo-europeus que habitavam a região onde hoje estão localizados países como a Rússia, Ucrânia e Cazaquistão. Segundo Gimbutas, tidos como violentos e aversos à natureza, os Kurgan se organizavam hierarquicamente como uma sociedade dividida em classes, onde a elite guerreira formada por homens dominava o restante da população.

A professora sugeriu que a chegada dos Kurgan resultou na destruição ou transformação das culturas neolíticas pacíficas da Velha Europa, matriarcais e igualitárias, em uma cultura hierarquizada, dominada por guerreiros e deuses masculinos, pondo fim à adoração de deusas e a reverência à fertilidade.

Segundo Anne Augereau descreveu em sua tese de doutorado *La condition des femmes au Néolithique. Pour une approche du genre dans le Néolithique européen* [*A condição das mulheres no Neolítico. Por uma abordagem do gênero no Neolítico europeu*, em tradução livre] é possível acompanhar como esse processo de mudança da cultura matriarcal pacífica para uma patriarcal beligerante afetou drasticamente as mulheres. Ao analisar o estado de saúde dos esqueletos femininos com idade a partir de 5000 a.C., ela diz que houve um aumento de traumatismos por violências, além de subnutrição e doenças relacionadas a trabalhos muito pesados. Não em todas as mulheres, mas em uma parte considerável delas.

Neste contexto, o que se percebe é que o início da era patriarcal se deu por meio de guerra, aniquilamento e dominação de homens sobre mulheres, um mundo "viriarcal" passou, então, a existir, como escreveu a filósofa Olivia Gazalé em *O mito da virilidade* (2017, tradução livre):

> O primeiro a ter revertido a ordem sexual não foi a mulher, e sim o homem, quando colocou fim ao mundo misto — no qual os direitos e as liberdades das mulheres eram bem mais estendidos e em que o feminino era respeitado e divinizado — para construir um mundo novo, o mundo viriarcal (baseado na virilidade), no qual a mulher viria a ser inferiorizada, presa e desprovida de todos os seus poderes. No alvorecer dessa nova civilização, começou o grande relato da superioridade viril, que viria a ser consolidada, século após século, pela mitologia (pela imagem e pelo símbolo), pela metafísica (pelo conceito), pela religião (pela lei divina) e pela ciência (pela fisiologia).

Com isso, essa tese mostra que, no decorrer da história, a mulher foi sendo retirada do seu lugar de sujeito para ser forçada à condição de objeto. Assim, o patriarcado veio reorganizando as estruturas sociais não mais em torno da natureza e seu poder da criação e da pulsão de vida, mas ao redor de uma lógica de guerra e pulsão de morte.

Para manter esta nova ordem viva ao longo dos séculos, diversos dispositivos de controle social agiram e seguem agindo em conjunto com ela, como a Igreja, na Idade Média, que transformou a mulher que não aceitava se submeter às opressões da nova ordem em bruxa, louca e má. Àquelas que aceitavam compassivas a realidade que se impunha sobre elas, a promessa de proteção; às que não faziam o mesmo, perseguição sem fim.

Essa nova ordem social passou a adotar o discurso de uma "natureza feminina" a ser domada para que a mulher pudesse cumprir o seu único destino possível e função social: a maternidade. Como Maria, que existiu para dar à luz Jesus.

O mito da feminilidade como instrumento de controle dos afetos e corpos femininos veio, aos poucos, realizando o trabalho de apagamento da mulher como protagonista da história para revivê-la como uma personagem frágil, passiva, desprovida de capacidade intelectual — tudo isso porque, na verdade, o poder da mulher sempre foi uma ameaça ao patriarcado. Para tanto, não bastava ter o controle das mulheres pela via da força física, era necessário criar um corpo psíquico para abrigar essa nova personalidade que estava sendo tecida como tentativa de fazer da mulher uma colcha de retalhos humana costurada por linhas que bordam sua docilização e passividade, ainda que diante de um mundo hostil à sua presença, que deveria gerar revolta no lugar de resignação.

Um exemplo disso é como a raiva, que sempre foi sinônimo de virilidade e força no homem, passou a ser um sentimento negado à mulher. Eu mesma, desde criança, ouvia que ninguém gosta de menina que sente raiva e, como alguém que sempre teve a intensidade de um vulcão em erupção, cresci acreditando que dificilmente seria amada, já que não conseguia extirpar a raiva que carregava no peito, por mais que tentasse. Raiva por ser mulher em um mundo que se impõe sobre mim das formas mais aviltantes, que desrespeita e não valida a minha existência. E, quanto mais tentava, mais essa raiva crescia, como se denunciasse que tentar cortá-la fora seria como amputar uma parte de mim, a tal castração[3].

---

[3] O complexo de Édipo é uma fase no desenvolvimento infantil, geralmente entre 3 e 5 anos, quando a criança desenvolve sentimentos de desejo pelo progenitor do sexo oposto e

A ameaça da solidão diante do "mau comportamento" é uma estratégia de dominação mais efetiva do que exércitos, bombas e canhões. Fazer a mulher acreditar que não será amada se não dançar conforme a música do patriarcado é a mais cruel e, ao mesmo tempo, mais bem-sucedida forma de controle.

"Você não se encaixa" ainda ressoa nos meus ouvidos como mantra. "Você vai ficar sozinha" me fez companhia por toda a vida até aqui. "Senta direito", "fecha as pernas", "cala a boca", "comporte-se", "seja boazinha". O mito da feminilidade esconde o medo dos homens de que a mulher retome para si o poder ancestral que lhe foi retirado. E, assim como tentam domar a natureza, a Mãe-terra, tentam dominar a mulher, que é parte intrínseca dela.

Brasil, 12 de junho de 2024, Congresso Nacional. A Câmara dos Deputados levou apenas 23 segundos para aprovar regime de urgência (Rodrigues; Barbiéri, 2024) para a votação do Projeto de Lei 1904/24, que equipara o aborto de gestação acima de 22 semanas ao homicídio, incluindo aqueles realizados por mulheres vítimas de estupro, aplicando uma pena que pode chegar a vinte anos de prisão a essas mulheres que sofreram violência sexual, o dobro de anos que comumente se aplica àqueles que as estupraram.

No mesmo dia, recebemos a notícia de uma adolescente de 17 anos abusada pelo próprio pai em uma UTI de hospital em São Paulo. A menina estava traqueostomizada e não podia sequer gritar (Pai..., 2024). O caso foi descoberto pelas enfermeiras do hospital, que perceberam que o estado dela

---

sentimentos de rivalidade e inveja pelo progenitor do mesmo sexo. Para os meninos, isso envolve um desejo inconsciente pela mãe e sentimentos de rivalidade em relação ao pai. Durante essa fase, o menino teme que o pai descubra seus desejos incestuosos pela mãe e o castigue. Esse medo é concretizado na fantasia de que o pai poderia castrá-lo. O "medo da castração" é um medo inconsciente de perder o pênis, que Freud considerava uma ameaça simbólica e literal.

piorava drasticamente quando recebia visitas do genitor e, então, resolveram investigar o que acontecia durante aqueles momentos.

Li esta notícia à noite e não consegui dormir. Tive vontade de vomitar, literalmente, meu corpo fazia movimentos involuntários como se quisesse expulsar, gritar algo, fiquei inquieta, meu corpo doía e eu só pensava em como tudo aquilo é monstruoso. Como seria possível, diante de algo tão cruel, essa menina vítima de estupro ainda ser criminalizada se ficasse grávida e decidisse interromper a gravidez?

Aos olhos da sociedade, a mulher é sempre a culpada, sequer importa quão brutal tenha sido o crime cometido contra ela.

Segundo o *Anuário brasileiro de segurança pública* (FBSP, 2022), 58,8% das vítimas de estupro em 2021 são crianças de até 13 anos. E a maior parte desses crimes aconteceu em casa e foi por homens (95,4%) conhecidos da vítima (82,5%), sendo 40,8% pais ou padrastos; 37,2% irmãos, primos ou outro parente, e 8,7% avôs.

Quando tive conhecimento de que estava tramitando no Congresso Nacional este PL 1904/24 que criminaliza as vítimas de estupro, fui tomada por uma angústia imensa, inominável, mas hoje consigo nomear que o que eu senti foi raiva. Na manhã seguinte à notícia, gravei um vídeo onde dividia meus sentimentos, e foi então que percebi que sentia o mesmo que outras tantas mulheres. A gente estava com muita raiva e era preciso fazer algo com isso.

A raiva, quando suprimida, vira sintoma, doença, mas quando damos a ela outro destino, coletivo, o seu potencial revolucionário é imenso. Se, no dia 12 de junho de 2024, fomos todas dormir com aquele gosto amargo na boca, no dia seguinte, com manifestações de mulheres tomando todo o Brasil, cada vídeo novo que surgia nas redes sociais mostrando a força da união feminina me fazia arrepiar de emoção. Foi lindo ver o que somos capazes quando nos unimos.

Atualmente, movimentos como Ni una a menos, que levou milhões de mulheres a se manifestarem contra o feminicídio na América Latina, Me too, que denunciou a violência sexual e de gênero contra mulheres em seus locais de trabalho, e #meuprimeiroassedio, que dominou a internet com mulheres brasileiras relatando os primeiros casos de assédio que sofreram ainda meninas, são uma forte demonstração da força feminina quando organizamos a nossa raiva.

É preciso organizar a raiva.

4. A demonização da mulher é um projeto

> *É necessário entender de onde vem a violência, quais são suas raízes e quais são os processos sociais, políticos e econômicos que a sustentam para entender que mudança social é necessária.*
>
> Silvia Federici

Nos *Tratados hipocráticos*, a compilação de textos médicos atribuídos a Hipócrates (460 a.C.-370 a.C.), o pai da medicina disse acreditar que as mulheres são mais propensas a doenças do que os homens por causa de seus úteros errantes. Aristóteles (1961) descreveu as mulheres como "uma deformidade natural" e uma espécie de seres intermediários entre homens e animais. São Tomás de Aquino, afirmou que as mulheres são um erro da natureza. Já um radical São Jerônimo não titubeou em dizer que a mulher é a raiz de todo o mal. Confúcio pegou um pouco mais leve: "as mulheres são como crianças, mas nunca tão boas". Charles Darwin escreveu que as mulheres estão mais fortemente marcadas por algumas faculdades que são características das raças inferiores e de um estado passado e inferior de civilização.

O que esses pensamentos têm em comum, além da misoginia presente em cada um deles? Que a definição da mulher no mundo ao longo da história patriarcal foi feita por homens. Mas, o que há por trás da narrativa construída em torno da demonização do sexo feminino? Que medos e objetivos ela esconde?

Mito, que em grego significa "discurso", tem uma relação intrínseca com a psicanálise e o inconsciente. Lacan (1981, p. 135) diz que o "inconsciente é estruturado como uma linguagem", e, sendo assim, ele é atravessado pela cultura em que está inserido.

Na Grécia Antiga, e em diversos outros períodos da história, o mito ocupava o lugar de uma verdade absoluta. Os mitos não eram tidos apenas como histórias ou ficções, mas eram assimilados como narrativas que transmitiam verdades profundas sobre a origem do mundo e a natureza das coisas. Possuíam uma autoridade indiscutível e eram aceitos como explicações válidas e definitivas sobre a realidade, o que deu a eles o poder de legitimar normas sociais, costumes e valores morais.

Se o mito faz parte da construção no campo do simbólico de toda cultura, faz parte, portanto, da construção de todo inconsciente. Os mitos são como a música, diz Gilbert Durand (1994), possuem uma lógica alternativa à que conhecemos, um sentido e ritmo próprio, que se insere no inconsciente por meio da repetição, como o refrão de uma música.

Pela influência que exercem em nosso aparelho psíquico, os mitos vêm sendo historicamente retirados do seu lugar como significante que apreende o mundo à nossa volta para assumir a função de instrumento através do qual se pratica a violência simbólica que desumaniza, silencia e apaga povos e minorias. Esse é o caso das mulheres, cujos mitos originários são suplantados para serem substituídos pelas narrativas que mais convêm aos dominantes e colonizadores.

Assim foi a criação do mito de Adão e Eva, onde Eva personifica a demonização da mulher na mitologia judaico-cristã, que associou o feminino a todos os males humanos quando a responsabilizou pela expulsão da humanidade do paraíso ao comer a tal maçã oferecida pela serpente. Ela é também a personificação da inferioridade feminina em relação aos homens, pois, segundo o mito, a mulher sequer existiria se não fosse como apêndice nascido da costela de Adão.

Antes de Eva, Lilith, a primeira esposa de Adão. Segundo o mito, Lilith se recusou a se submeter a Adão e, por isso, foi expulsa do Éden. Ela sempre foi retratada como uma figura maligna, associada a tentação e destruição de tudo ao seu redor. Lilith é a mensagem de que uma mulher deve antes de tudo ser obediente ao homem.

Já na mitologia grega, temos o mito de Pandora, que reforça esta narrativa da mulher como portadora do mal. De acordo com o mito, Zeus cria Pandora e a presenteia com uma caixa fechada, instruindo-a a nunca a abri-la. Acontece que, movida pela curiosidade, Pandora eventualmente abre a caixa, liberando, assim, uma série de males e desgraças no mundo, incluindo doenças, fome, dor e sofrimento. A ideia de que Pandora foi punida por sua curiosidade sugere, mais uma vez, que as mulheres não podem questionar a autoridade dos homens.

Ainda na mitologia grega, não podemos deixar de falar de Medusa, sacerdotisa do templo de Atena que atraiu a atenção de Poseidon, tio de Atena e deus do mar, e foi estuprada por ele no templo da deusa. Atena, enfurecida pela profanação de seu templo, transformou Medusa em uma criatura monstruosa, com serpentes em vez de cabelo e um olhar petrificante. Qualquer semelhança com as histórias cotidianas em que as vítimas são culpabilizadas pelas ações dos homens não parece ser mera coincidência, não é mesmo?

Ao comentar o pensamento de Joseph Campbell a respeito do lugar que as mulheres ocupavam nas sociedades antigas, Rose Marie Muraro lembra como a figura feminina deixou de ser central nas narrativas da criação do mundo (Grande-Mãe) para, com a dominação masculina patriarcal, desaparecer quase por completo das narrativas religiosas. A mulher, então, deixa de ser criadora para tornar-se, pelas mãos dos homens, a criatura, como aponta Muraro (1993).

> [Joseph Campbell...] em seu livro *The Masks of God: Occidental Mythology*, divide em quatro grupos todos os mitos conhecidos da criação. E, surpreendentemente, esses grupos correspondem às etapas cronológicas da história humana. Na primeira etapa, o mundo é criado por uma deusa mãe sem auxílio de ninguém. Na segunda, ele é criado por um deus andrógino ou um casal criador. Na terceira, um deus macho ou toma o poder da deusa ou cria o mundo sobre o corpo da deusa primordial. Finalmente, na quarta etapa, um deus macho cria o mundo sozinho.

"Um deus macho cria o mundo sozinho." Até o caráter sagrado relativo ao poder de trazer vida ao mundo foi retirado das mulheres. No mito de Adão e Eva, a mulher foi criada da costela do homem. Na mitologia grega, Atenas, a deusa da sabedoria, nasceu da cabeça de Zeus.

Mais adiante na história, temos a caça às bruxas, o período trevoso que ocorreu principalmente entre os séculos XV e XVIII. Este é um radical exemplo de como as mulheres foram caçadas, torturadas e mortas por não se conformarem com as imposições sociais de submissão e domesticidade, o que refletia e reforçava a dominação patriarcal da sociedade na qual o poder masculino era central e qualquer forma de ameaçar esse poder deveria ser impedida. As mulheres que exerciam autonomia ou desafiavam as normas estabelecidas eram frequentemente vistas como uma ameaça e eram alvo de atroz perseguição.

As acusações de bruxaria também estavam muito ligadas à sexualidade das mulheres. A caça às bruxas foi usada como uma forma de controlar e reprimir a sexualidade feminina, particularmente aquela que estava fora dos limites do casamento e da procriação. Mulheres solteiras ou viúvas que eram sexualmente ativas podiam ser acusadas de bruxaria como uma forma de puni-las e controlá-las.

No final do século XV, *O martelo das feiticeiras* (*Malleus maleficarum*, no original), dos inquisidores Heinrich Kramer e James Sprenger, funcionou como um guia sobre como detectar, condenar e torturar bruxas, tendo sido a segunda obra mais vendida na Europa por dois séculos, só perdendo para a Bíblia. O livro diz que as mulheres possuem uma tendência natural para a bruxaria e foi responsável pela perseguição de mais de centenas milhares de pessoas, a imensa maioria mulheres pobres.

Nesta época, inveja, que vem do latim *invidia* e significa "olho maligno", era frequentemente associada a práticas de feitiçaria e bruxaria e passou a ser associada também à mulher, como uma característica feminina. A origem da expressão "mau-olhado" existe porque os inquisidores acusavam as bruxas de produzir tragédias, e até matar, apenas com o olhar. Essa associação entre as mulheres e a inveja era reforçada frequentemente durante os julgamentos de bruxaria na Inquisição. Muitas vezes, as mulheres eram acusadas de usar magia para prejudicar outras mulheres ou seus filhos por inveja de sua beleza, fertilidade, sucesso ou felicidade.

Havia uma ideia difundida de que as mulheres eram particularmente suscetíveis à inveja e, portanto, mais propensas a se envolverem em práticas de bruxaria. Isso se devia, em parte, à visão misógina predominante na época, que retratava as mulheres como seres moralmente fracos, emocionalmente instáveis e propensos ao pecado. Além disso, por vezes, as mulheres eram vistas como rivais umas das outras, competindo por recursos limitados e atenção masculina.

Mas o fato é que a relação das mulheres com a natureza, a fertilidade e o poder da criação despertavam o medo dos homens diante de algo que lhes parecia fora do controle mundano, que era a maneira com que elas se relacionavam com os mistérios da mãe-terra. A "caça às bruxas" representava, então, a batalha entre o masculino, que exerce o poder através da dominação, e, o feminino, representando a força cósmica e misteriosa da fertilidade e da criação, mas não foi bem isso que ficou registrado nos anais da história. Como disse Rose Marie Muraro (2020), na introdução da edição brasileira de *O martelo das feiticeiras*, "parir é um ato que não está mais ligado ao sagrado, e é antes, uma vulnerabilidade do que uma força, a mulher se inferioriza pelo próprio fato de parir que outrora lhe assegurava grandeza".

A demonização da mulher é um projeto político de poder que nasce com a cultura viriarcal e segue acontecendo de diferentes maneiras ao longo dos tempos, gerando consequências psíquicas para as gerações de mulheres que nascem depois. São séculos sendo retratadas da forma mais aviltante, carregando uma culpa apenas por existir sem que tenhamos compreendido como se instalou e que nos ronda como um fantasma, pois permitimos que esteja ali pela sensação de que nos é familiar. A culpa por dores e sofrimentos que não fomos nós quem criamos. Isso é o que se chama de violência simbólica.

Portanto, um dos nossos maiores desafios enquanto mulheres é nos livrarmos desta carga psíquica que nos oprime a partir de narrativas mitológicas que tentaram nos fazer prisioneiras de culpas estrategicamente inventadas para nós.

5. O mito da rivalidade feminina

> *Os corpos das outras mulheres não são
> os nossos campos de batalha.*
>
> RUPI KAUR

Você conhece a origem da palavra "fofoca"? Sabe o que ela tem a ver com o mito da rivalidade feminina?

Em *Calibã e a bruxa*, a filósofa Silvia Federici fala sobre como o termo, que na Idade Média era utilizado para descrever a amizade entre mulheres, foi apropriado e transformado em algo pejorativo, como forma de enfraquecer os laços de afeto e união presentes nas relações femininas. A palavra fofoca vem do inglês *gossip*, como a autora explica (2019, p. 3-4):

> Derivada dos termos ingleses arcaicos God [Deus] e "sibb" [aparentado], "gossip" significava, originalmente, "god parent" [padrinho ou madrinha] (...). Com o tempo, entretanto, o termo passou a ser usado em sentido mais amplo (...). Também se tornou um termo para amigas mulheres, sem conotação necessariamente derrogatória. Em todo caso, a palavra tinha fortes conotações emocionais. Reconhecemos isso quando observamos a palavra em ação, denotando os laços a unir as mulheres na sociedade inglesa pré-moderna.

Em *Mulheres e caça às bruxas*, Federici (2019) mostra como a expressão foi sendo distorcida de forma a modificar completamente seu sentido inicial:

> Podemos acompanhar dois séculos de ataques contra as mulheres no nascimento da Inglaterra moderna, quando uma expressão que usualmente aludia a uma amiga próxima se transformou em um termo que significava uma conversa fútil, maledicente, isto é, uma conversa que provavelmente semearia a discórdia, o oposto da solidariedade que a amizade entre mulheres implica e produz. Imputar um sentido depreciativo a uma palavra que indica amizade entre as mulheres ajudou a destruir a sociabilidade feminina que prevaleceu na Idade Média, quando a maioria das atividades executadas pelas mulheres era de natureza coletiva e, ao menos nas classes baixas, as mulheres formavam uma comunidade coesa que era a causa de uma força sem-par na era moderna.

A expressão "dividir para conquistar" (*divide et impera*) foi cunhada pelo imperador Júlio César, no livro *A guerra das Gálias*, atribuindo à vitória de Roma sobre os gauleses a estratégia de causar a desunião entre os povos considerados inimigos como forma de enfraquecê-los para, assim, conquistá-los. Essa é possivelmente uma das estratégias mais utilizadas na conquista de territórios, grupos e populações ao longo dos séculos, e, até hoje, segue firme em muitos momentos como forma de manipular e controlar grupos identitários para impedir a formação de uma grande massa de oposição que ameace o *status quo*. No livro IV de *A arte da guerra*, Maquiavel sugere algo nesta mesma linha quando diz que um líder deve buscar ao máximo dividir as forças do inimigo. Ele propõe que uma forma de fazer isto seria disseminando a discórdia e a desconfiança entre os membros do grupo opositor.

O mito da rivalidade feminina nasce, portanto, da estratégia "dividir para conquistar" como forma de desfazer os laços comunitários históricos entre mulheres e, desta maneira, enfraquecê-las naquilo que carrega a sua maior potência: a amizade feminina como força coletiva.

No lugar da violência física, o discurso é a maneira mais efetiva de controle social. Como disse Michel Foucault, em *A ordem do discurso* (1996): "em toda sociedade a produção do discurso é ao mesmo tempo controlada, selecionada, organizada e redistribuída por certo número de procedimentos que têm por função conjurar seus poderes e perigos". Para o autor, poder é o "poder de emitir um discurso". Logo, o discurso não traduz o mundo, ele cria o mundo.

A estratégia "dividir para conquistar" conta, principalmente, com a discórdia e a mentira semeadas nas falas, nas narrativas contadas sobre os inimigos, ou seja, no discurso. Se assim é, entende-se que, quando lhes foi conveniente, homens criaram narrativas sobre as mulheres, sobre mulheres reunidas, por fim, sobre amizade entre mulheres, que as acusavam de serem as portadoras de tantos males ao longo da história.

O mito da rivalidade vem sendo explorado sistematicamente desde então, em contos de fada, filmes, literatura, novelas, músicas. O objetivo é alimentar a narrativa de que a amizade feminina não existe e que mulheres competem naturalmente entre si, como se existisse algo em nossa constituição biológica que nos compelisse automaticamente à rivalidade. E é essa narrativa que vem sendo absorvida como uma verdade absoluta e inquestionável da nossa cultura.

Então, Federici nos convoca a retomar a posse do termo "fofoca", recuperando seu verdadeiro significado e força, além de atribuir novas significações capazes de reforçar o seu caráter de troca de informações, saberes, impressões e afeto. É preciso que a expressão ganhe novos contornos na cultura como um símbolo da natureza coletiva das relações femininas, onde a comunicação sempre se deu de forma mais horizontal e democrática; diferentemente do universo masculino na cultura patriarcal, que sempre fez da informação uma fonte de privilégios, evitando ao máximo a sua circulação.

6. A inveja da vulva e do útero

Se para Freud existe a inveja do falo, que descreveria sentimentos de inferioridade experimentados pelas mulheres em função da falta do órgão genital masculino, para a psicanalista Karen Horney, contemporânea de Freud e considerada a primeira psicanalista a inserir as pautas feministas na psicanálise, há a inveja do útero e da vulva vivida pelos homens. Segundo ela, essa inveja se daria em função do poder feminino de gerar a vida, e, penso eu, também acontece em função da liberdade de gozo da mulher, um gozo livre, sem a exigência da performance anatômica masculina — uma pitada a mais que trago para este debate.

Horney, corajosamente, traça este paralelo como forma de apresentar uma dura e necessária crítica à psicanálise freudiana no que diz respeito ao feminino existir a partir da falta do pênis. Com isso, a autora mostra como a produção de conhecimento é afetada pelo fato de que os arautos deste mesmo conhecimento sempre foram os homens. "Como em todas as ciências, a psicologia das mulheres tem sido até agora considerada apenas do ponto de vista dos homens" (Horney, 1931).

Ao aproximar os conceitos de "inveja do falo" e "inveja da vulva e do útero", Horney mostra que esta não é uma característica psíquica inata feminina ou masculina, mas algo que faz parte de um ambiente psicossocial inscrito na cultura vigente. Até porque, como Lacan nos lembrou, o falo não é o órgão genital masculino, mas um objeto vazio que é preenchido de acordo com os signos de poder que emolduram cada cultura em seu tempo. Logo, em tempos de patriarcado, o poder é conferido ao homem e o órgão sexual masculino seria, então, este significante de poder, não o poder em si. O que faz toda a diferença, pois indica que esta realidade não é fixa, pode ser transformada.

Acontece que muitos psicanalistas da época insistiam nesta tese da "inveja feminina do falo". Karl Abraham, que foi analista de Horney, chegou a dizer que os movimentos feministas eram uma consequência do ressentimento não superado das mulheres em relação à falta do pênis. No entanto, o que se pensa ser a inveja que uma mulher sente do homem por este possuir um falo, na verdade, tem muito mais a ver com uma espécie de revolta em relação aos privilégios masculinos na cultura viriarcal, que tornam a vida em sociedade desigual em função do gênero. Portanto, como disse Horney, essa inveja não é uma característica biológica remetente ao Complexo de Édipo freudiano. Para ela é preciso levar em consideração os aspectos sociológicos, antropológicos e políticos que levam à formação deste sentimento de "inveja feminina" descrito pela psicanálise freudiana, como afirma no livro *A personalidade neurótica do nosso tempo* (1977):

> Enquanto em sua teoria Freud localizou nossas peculiaridades nas pulsões determinadas biologicamente, ele defendeu enfaticamente a opinião — na teoria e ainda mais na prática — de que não podemos entender as neuroses sem um conhecimento

detalhado da vida e das circunstâncias do indivíduo, particularmente as influências afetivas na primeira infância modeladoras do indivíduo. A aplicação do mesmo princípio ao problema de estruturas normais e neuróticas em uma determinada cultura significa que não podemos entender essas estruturas sem um conhecimento detalhado das influências que a cultura específica exerce sobre o indivíduo.

O mundo psíquico das mulheres é invadido por um modelo de sociedade que historicamente nos coloca em um lugar menor, o que nos leva a ainda precisar fazer muito esforço para ter a mesma autoconfiança de um homem. Por isso é tão comum ver mulheres competentes sofrendo da chamada "síndrome da impostora", alheias à percepção de suas próprias capacidades, enquanto muitos homens com contribuições medíocres se enxergam mais interessantes do que realmente são, denunciando uma certa cultura narcísica que diz respeito à maneira como os homens se enxergam no mundo. É como disse Horney (1991):

> [...] admitimos como verdade axiomática que as mulheres se sentem em desvantagem por causa de seus órgãos genitais, sem que isto seja considerado um problema em si; possivelmente devido ao narcisismo masculino isso tenha sido por demais evidente para precisar de explicações. "Primeiro, não importa o quanto a mulher enquanto indivíduo seja estimada [...]; é sempre o homem que será considerado de mais valor no campo humano e espiritual. A menina cresce sob esta influência".

Por outro lado, a psicanalista chegou a afirmar que os homens sentiriam mais inveja das mulheres, caso contrário, não precisariam depreciá-las tanto. Winnicott (1989) reforça essa ideia e afirma que não só há uma inveja do homem sobre a mulher, pela onipotência da geração e nutrição da vida — "todo homem e toda mulher vieram de uma mulher" —, como há, em suas palavras, uma desmedida "enfatização" masculina em apontar a suposta castração feminina como forma de negar a importância da mulher e, assim, mantê-la sob controle.

Agora, digamos que o pensamento de Abraham estivesse certo e os movimentos feministas tenham se dado em função de uma pretensa inveja do falo. Sabemos que tais movimentos sempre se basearam na luta por igualdade no tratamento da sociedade às mulheres, de forma a promover justiça social não importando o gênero. Então, esses mesmos movimentos foram negativos ou positivos à sociedade de maneira geral?

Até onde podemos ver, o feminismo não é responsável pela morte de um único homem, o feminismo não resultou na perda de nenhum direito masculino, não persegue, não oprime, não ameaça a existência dos homens.

Agora, podemos dizer o mesmo quando se trata da dita inveja dos homens sobre as mulheres? A inveja masculina e o medo de perder o poder viriarcal fazem com que as mulheres sejam perseguidas, difamadas, demonizadas, exploradas, dominadas, e, muitas de nós, aniquiladas, até os dias de hoje. Só no Brasil, em 2023, uma mulher foi vítima de feminicídio a cada seis horas, de acordo com relatório do Fórum Brasileiro de Segurança Pública (FBSP) (Nicoceli, 2024).

Na caça às bruxas que perseguiu e torturou, nas mitologias que demonizam, no amor romântico que mata por "paixão", na cultura que apaga a nossa escrita e silencia nossa voz, os dispositivos de controle sobre a mulher são inúmeros. Tudo como forma de impedir aquilo que é a premissa básica da luta feminista: a igualdade entre gêneros.

A ideia de uma inveja masculina do útero e da vulva caminha junto com o medo de homens cis-brancos-héteros de perderem a sua posição privilegiada na sociedade. Os movimentos masculinistas de promoção de ódio contra mulheres — como os *redpills* (em referência à pílula vermelha do filme Matrix, significando que acordaram em relação à "dominação feminina" do mundo), os *MGTOWs* — *Men Going on Their Own Way* (homens seguindo seu próprio caminho), os *incels* (involuntary celibates, em português celibatários involuntários) e até mesmo os que se denominam andrófilos (homens que têm adoração ao falo e que praticam sexo com outros homens, mas não se consideram gays e são, inclusive, LGBTfóbicos) — nada mais são que uma amostra macabra e preocupante desses ressentimento e insegurança masculinos diante do avanço das lutas feministas por justiça de gênero. Esses grupos mostram que a sensação de completude fálica é uma fantasia que vem, aos poucos, desfazendo a ideia de onipotência do falo e provocando reações desesperadas, perigosas e violentas com o intuito de preservar a todo custo o poder viriarcal, o que é também, um fardo aos homens, como afirmou Pierre Bourdieu (2005):

> [...] A virilidade, entendida como capacidade reprodutiva, sexual e social, mas também com aptidão para o combate e para o exercício da violência, é antes de tudo uma carga. Tudo concorre para fazer o ideal da impossível virilidade o princípio de uma imensa vulnerabilidade.

E esses movimentos não estão restritos a uma pequena massa de homens escondidos atrás das telas dos celulares e computadores. Eles ganham cada vez mais força entre influenciadores, que faturam milhões como *coaches*, e estão ingressando com força também na política, entre partidos e governos ultradireitistas, em todo o mundo, inclusive, no Brasil, com, por exemplo, a eleição do ex-presidente Jair Bolsonaro. Após a derrota bolsonarista na tentativa de reeleição, a fala "este país não precisa de mais projetos de lei. Este país precisa de homens com testosterona", de um deputado brasileiro diante de uma plateia enfurecida sob o sol escaldante da praia de Copacabana, mostra que este movimento está longe de arrefecer (Brasil..., 2024). São grupos que se consideram oprimidos pelas mulheres e que acreditam em conspirações femininas para dominar o mundo. Um delírio coletivo que, se não for barrado, poderá provocar ainda mais riscos à vida das mulheres.

Além disso, esses grupos descortinam cada vez mais algo que já sabemos, a cultura masculina viriarcal heterossexual é homoafetiva, como diz a filósofa americana Marilyn Frye (1983):

> As pessoas que eles admiram, respeitam, adoram e veneram, honram; quem eles imitam, idolatram e com quem criam vínculos mais profundos, a quem estão dispostos a ensinar e com quem estão dispostos a aprender, aqueles cujo respeito, admiração, reconhecimento, reverência e amor eles desejam; estes são, em sua maioria esmagadora, outros homens. Em suas relações com mulheres, o que é visto como respeito é gentileza, generosidade ou paternalismo; o que é visto como honra é a colocação da mulher em uma redoma. Das mulheres eles querem devoção, servitude e sexo. A cultura heterossexual masculina é homoafetiva: ela cultiva o amor pelos homens.

Se é assim que boa parte dos homens cis héteros ama na cultura falocêntrica da virilidade, quais são os destinos possíveis para os relacionamentos amorosos românticos entre homens e mulheres, de acordo com esta dinâmica que parece ter mais elementos de ódio do que de amor?

Como amar em tempos de capitalismo viriarcal heteronormativo?

PARTE II

Eros em crise existencial

*Era uma vez
uma mulher que
via um futuro grandioso
para cada homem
que a tocava.
Um dia
ela se tocou*

Alice Ruiz, "Ladainha"

7. O luto pelo fim do amor romântico

Sempre fui movida pela magia. Desde pequena era quase um imperativo ter que pôr magia em tudo o que fazia, via, ouvia. Uma sonhadora raiz, com direito a todas as borboletas no estômago e finais felizes épicos.
    Lembro de como foi assistir pela primeira vez ao filme *Only you*, com a Marisa Tomei e Robert Downey Jr. Quando a personagem de Marisa era criança, uma cartomante lhe disse que o nome da sua alma gêmea era Damon Bradley. O tempo passa, a menina vira adulta e agora está prestes a se casar com outro homem quando, acidentalmente, descobre o paradeiro de Damon, sua suposta alma gêmea. Então, ela decide largar tudo e cruzar mares e oceanos em busca de seu amado na Itália. Lá, ela encontra o personagem de Downey Jr., que se faz passar por Bradley. Inicialmente ele queria apenas levá-la para a cama, mas, depois, acaba dizendo a verdade e o filme se desenrola até que os dois se apaixonam e ficam juntos no final. A história de amor aliada àquele cenário italiano de tirar o fôlego era pura magia para mim; tanto que, durante muito tempo, guardei desse filme uma

sensação gostosa de nostalgia. Até que o revi recentemente e notei que algo tinha mudado dentro de mim.

A história já não era assim tão "fofa", afinal, não é fofo enganar alguém, como o protagonista fez com a personagem de Tomei. Se fosse hoje, ele certamente seria cancelado. Para além disso, no entanto, aquela magia não estava mais lá. Já não havia em mim toda aquela torcida para a "mocinha" ficar com o "príncipe" no final, pois aquele não me parecia mais o único final possível para a protagonista. O que me chamou atenção foi o vazio que senti ao me deparar com aquela nova forma de ver e sentir as coisas que se impunha sobre a minha fantasia de menina romântica. Entendi que havia ali um luto pelos personagens apaixonantes da minha adolescência. Mais que isso, um luto pela própria noção de amor romântico com a qual cresci e vivi durante boa parte da minha vida.

Isso significa que o amor e o romantismo são os grandes vilões dessa história e que devemos reunir todos os esforços para eliminá-los de vez das nossas relações?

Não é bem nisso que acredito. O problema não é e nem nunca foi o amor ou, mais exatamente, o romantismo, mas a apropriação deste olhar sensível sobre o mundo por aqueles que sempre ditaram as regras do jogo em nome de seus próprios interesses. Este amor romântico que critico nada tem de amor, está mais para subjugação e cerceamento da liberdade das mulheres em nome dos velhos interesses de poder que dominam as relações humanas em uma sociedade machista, racista, LGBTfóbica e desigual em todas as suas camadas.

A pergunta que vem é: o que entra no lugar desse vazio que fica dentro da gente quando desmitificamos o amor romântico? O que pôr no lugar dele? Como lidar com o luto que se impõe?

8. Afinal, o que é o amor romântico?

Para Maya Angelou (2013), "o amor cura. Cura e liberta". Mas que sentimento é esse tão forte que cura e, ao mesmo tempo, adoece quando falta?

O amor como um sentimento universal está presente nas mais diversas formas em toda e qualquer época na história.

Na Grécia Antiga, houve um esforço maior para nomeá-lo em suas diferentes manifestações. O amor ágape, por exemplo, é como chamam o amor compassivo associado ao divino e ao universal. O amor relacionado aos laços de sangue, à família, é chamado de *storge*, que significa "afeição" em grego. O amor *philia* ("amizade") é o amor fraternal, o amor entre amigos — a amizade é considerada pelos gregos um dos mais nobres relacionamentos humanos. Já Eros é o deus do amor da carne e da paixão, dos amantes, associado ao desejo sexual, a representação do atual amor romântico.

Avançando um pouco mais no tempo, chegamos à França do século XII, mais especificamente na região da Provença. Foi lá, nas cortes da nobreza, que o amor cortês, precursor do amor romântico que conhecemos hoje, floresceu para o mundo ocidental. Na época, uma nova configuração a respeito dos casamentos se impunha. A fim de evitar que as riquezas se perdessem com inúmeras heranças espalhadas por diversos membros da família, passou a ser comum que somente o primeiro filho homem se casasse, pois já seria suficiente para dar continuidade à linhagem sem precisar dividir o dinheiro com um sem-fim de herdeiros. O amor cortês se tornou, então, uma via de escape para as tensões geradas na nobreza por conta da exclusão dos homens não primogênitos do casamento.

No amor cortês, a mulher era celebrada como uma figura poderosa e inatingível, digna de devoção, que exercia uma forte influência sobre seus amantes, guiando-os através de testes de virtude e coragem. Parece um avanço no que diz respeito à condição feminina da época, considerando que, sob este prisma, a mulher deixaria de ser mero objeto de troca, com a função de atender a interesses políticos e financeiros da família através do casamento arranjado, para alçar uma posição de maior respeito e admiração, ao menos, entre os adeptos do amor trovadoresco.

Acontece que, pelas razões contingenciais de seu tempo, o amor cortês não estava implicado com a realidade, mas com a fantasia, com o inatingível. O sofrimento é para este tipo de amor a sua característica primordial, assim como tempero necessário para torná-lo instigante. A ideia de vir a "morrer de amor" é a potência que mexe as peças no tabuleiro da vida do cavaleiro cortês. Logo, seu amor pela dama não foi feito exatamente para ser consumado em uma relação carnal, é a sua promessa que traz o frenesi que manterá o amante em um constante movimento em busca da admiração do objeto amado.

Por isso, ainda que tenha influenciado fortemente a literatura, arte e a poesia no ocidente, enquanto expressão cultural, o amor cortês não rompeu com a prática dos casamentos arranjados, tampouco contribuiu de maneira efusiva para reduzir as violências sofridas pelas mulheres do seu tempo. No fim, não se tratava de um movimento por um amor transgressor ou algo parecido, mas uma forma de conter os ânimos destes jovens cavaleiros da corte postos à margem do casamento. Uma forma de criar um mundo próprio, ainda que ilusório, diante de uma realidade indigesta e enfadonha para aqueles homens pertencentes à corte, uma fuga, um jogo apenas.

Já o amor romântico, que nasceu no século XIX, trouxe, pela primeira vez, a ideia de que amor e casamento poderiam caminhar juntos. Se para o amor cortês amar estava mais próximo de uma fantasia utópica, um escape da realidade, na era do romantismo passou-se a defender que era possível unir aquilo que até então era uma prática social despida de arroubos e paixões e vestida de racionalidade, o casamento, com aquilo que prescindia do desejo erótico e do, até então inalcançável, amor cortês.

Os ideólogos da burguesia nascente se deram conta de que, para que o casamento pudesse ser uma base sólida na sustentação econômica e política do novo regime, era essencial criar um novo ideal moral do amor. Essa nova forma de amor envolveria a fusão entre desejo carnal e o amor fraterno em uma relação que se tornaria o principal pilar de organização da vida em sociedade, formando uma espécie de empreendimento privado por meio do tripé marido-esposa-filho, com distribuição de normas e tarefas entre seus membros, e que funcionaria como corrente de transmissão da nova moral emergente.

Logo, enquanto na época do amor cortês o casamento era para poucos e atendia ao objetivo principal de manter a riqueza patrimonial nas mãos das famílias nobres, com a ascensão da burguesia que daria início ao capitalismo, o casamento deveria ser o destino de todos, mesmo os pobres. Atuaria como uma forma de reduzir os espaços coletivos de compartilhamento da vida em sociedade, enfraquecendo o convívio comunal e, desta forma, evitando possíveis reações ao novo sistema político-econômico-social. Além disso, acabou se tornando também uma maneira de responsabilizar a família pelo que deveria ser responsabilidade também do Estado, como o trabalho do cuidado, atribuído desde então exclusivamente à mulher.

Como lembra a filósofa africana Sobonfu Somé (2007), quando se elimina a comunidade da vida do casal, a vida em casal passa a ser a própria comunidade. E o que, à primeira vista, parece uma linda história de amor de duas pessoas contra o mundo, na verdade é a crônica de uma morte anunciada, pois ninguém é capaz de preencher em si e para o outro o papel de toda uma comunidade, o que afetaria a "psiquê" dessas pessoas e faria com que elas perdessem o próprio senso de pertencimento ao mundo. E isto acontece principalmente com as mulheres, pois são elas as que acabam sendo tragadas às privações da vida doméstica no casamento.

A divisão sexual do trabalho no contexto capitalista entregou à mulher o cuidado e relacionou este trabalho invisível, não-remunerado e não-valorizado à função da mulher na família, sob a noção de que esta é uma função exercida por amor. O amor entrou como elemento central do discurso amplamente utilizado pela nova moral burguesa para levar as mulheres a aceitarem o trabalho do cuidado como um destino irrecusável, considerando que este trabalho viria de algo tão monumental como o amor.

Foi assim que a nova divisão sexual do trabalho entregou aos homens o trabalho produtivo, assalariado, e, às mulheres, aquele reprodutivo, restrito à vida doméstica e sem nenhum valor material para esta nova sociedade que se estruturava a partir de uma economia de produção capitalista. Como disse Angela Davis (2016), "um importante subproduto ideológico dessa transformação econômica radical foi o surgimento da 'dona de casa'. As mulheres começaram a ser redefinidas ideologicamente como as guardiãs de uma desvalorizada vida doméstica".

O cuidado é fundamental para manter a sociedade capitalista patriarcal de pé. Para se ter uma ideia, se as mulheres em todo o mundo recebessem um salário mínimo por esse trabalho, teriam contribuído com algo em torno de 10,9 trilhões de dólares para a economia global em 2020. Só no Brasil, a economia do cuidado representaria cerca de 13% do PIB do país, segundo dados da Fundação Getúlio Vargas (O trabalho..., 2023). Não é à toa que Silvia Federici (2019) disse que "aquilo que você chama de amor eu chamo de trabalho não remunerado".

O amor romântico é, portanto, estratégico para o capitalismo, que socializa as mulheres para aceitarem o trabalho doméstico como algo natural ao gênero feminino e, sobretudo, como um ato necessário de amor abnegado à família. Assim, com essa mão de obra não-remunerada, é possível manter o sistema produtivo de consumo girando. Como a realidade é a de que a maioria das mulheres também precisa trabalhar fora de casa para complementar a renda familiar, quando a jornada de trabalho chega a ser tripla, não é por acaso que as mulheres estejam exaustas.

Isso reforça que a formação da sociedade capitalista não se deu apenas nas esferas política e econômica, mas, sobretudo, na produção de novas subjetividades, o que inclui a nossa maneira de amar. Como lembra Rolnik e Guattari, a "máquina capitalística produz (...) aquilo que acontece conosco quando sonhamos, quando devaneamos, quando fantasiamos, quando nos apaixonamos e assim por diante. (...)" (Guattari; Rolnik, 2005, p. 22).

O amor nos moldes do capitalismo passa a funcionar então como um importante instrumento de controle com o objetivo de favorecer interesses comerciais do mercado. Com isso, a subjetividade passa a valer mais que ouro.

No século XX, com esse ideal de família já posto na mesa, os filmes de Hollywood tornaram-se um dos maiores influenciadores do novo imaginário amoroso. Construíram personagens masculinos como heróis provedores, enquanto as heroínas reproduziam as qualidades morais valorizadas pela cultura religiosa desde o amor cortês: docilidade e delicadeza. O roteiro era sempre o mesmo: reforçar não haver outro final feliz para a "mocinha" senão o casamento.

No Brasil, principalmente entre as décadas de 1940 a 1960, as revistas femininas funcionavam como escolas de catequização das mulheres brancas heterossexuais, reproduzindo a narrativa da objetificação feminina como instrumento de prazer masculino, da mulher desprovida de autonomia em relação ao seu próprio prazer. E, até não muito tempo atrás, ainda podíamos encontrar em revistas femininas expostas nas bancas de jornal aquelas matérias sobre "como satisfazer seu homem", mas poucas se debruçavam sobre como a mulher poderia satisfazer a si mesma.

A brasileira *Jornal das Moças* (1914-1965), amplamente conhecida pelo público feminino enquanto durou sua publicação, trazia conselhos como uma espécie de Bíblia de grandes ensinamentos matrimoniais. As "dicas" que ali estavam orientavam as mulheres a seguirem determinados pressupostos que só reforçavam as desigualdades de gênero e atribuíam à mulher papéis sociais determinados pelos homens, como a tarefa intransferível do cuidado:

O "marido perfeito" está ao nosso alcance, se cuidarmos do seu bom humor e não considerarmos nunca como uma obrigação — ou como uma coisa natural — sua eventual colaboração nos trabalhos domésticos. O trabalho caseiro é nosso, o marido tem o seu (O que..., 1959, p. 24).

Podem brilhar ofuscantemente os olhares mais sedutores e desenvolverem-se em malabarismos de elegância as mulheres que em concorrência louca e desmedida se exibem [...] mas jamais se sobreporão à mulher do lar [...] (Ciência..., 1945, p. 14).

Se o marido gosta de fumar, você não deverá armar uma briga pelo simples fato de ele deixar [...] cair cinza no seu tapete. O que você deve fazer é ter uma boa quantidade de cinzeiros espalhados pelos quatro cantos da casa afim de evitar discussões sobre o assunto (Os dez..., 1957, p. 24).

As publicações femininas entraram na vida doméstica da classe média como grandes conselheiras e defenderam a felicidade conjugal como o ideal único de felicidade para a mulher. E, não só, colocaram o peso do sucesso conjugal sobre os ombros femininos. "Boas esposas fazem bons maridos", elas diziam. E, nada de reclamações, afinal, "mulheres nervosas não são amadas (...)" (As mulheres..., 1952, p. 14-15).

A narrativa destas publicações trazia a mesma lógica sacrificial do amor cortês. Desta vez, contudo, os sacrifícios cabiam todos à mulher, em nome da harmonia familiar e da missão "divina" do trabalho doméstico e reprodutivo, sempre reforçando o caráter espiritual, "transcendental" do amor romântico como o bem mais precioso e eterno na vida de uma mulher.

Assim como as mercadorias, o amor foi fetichizado pelo capitalismo. A cultura produz e molda desejos, incentivando as pessoas a buscarem e consumirem formas específicas de amor. O capitalismo criou aquilo que Karl Marx (1988) chamou de *fetiche da mercadoria*. A palavra "fetiche" vem do termo "feitiço" e é usada por Marx para descrever o processo pelo qual as mercadorias ganham uma aparência de autonomia e poder que obscurece as verdadeiras relações sociais e laborais que as produziram, para que as pessoas passem a comprar um produto não mais somente pela sua utilidade, mas pelo que é capaz de despertar em termos emocionais no comprador. Uma bolsa, por exemplo, não serve só para carregar coisas, ela é símbolo de *status* dependendo da marca que a produz.

E, assim como a fetichização da mercadoria, a fetichização do amor conjugal tornou-se uma estratégia fundamental de produção subjetiva capaz de atuar como dispositivo de controle e sujeição dos corpos, principalmente os das mulheres, às narrativas construídas pelo capital com o objetivo de aumentar a produção e consumo. A fetichização do amor conjugal ocorre quando as relações amorosas e afetivas são transformadas em mercadorias ou produtos. Isso significa que o amor é comercializado e moldado de acordo com as necessidades do mercado, desvirtuando seu valor intrínseco e transformando-o em um meio de lucro e controle social. A estrutura familiar tradicional é, muitas vezes, promovida como um pilar da estabilidade social. No entanto, essa prática também serve aos interesses do capitalismo ao criar unidades de consumo previsíveis e controláveis.

9. O mito da alma gêmea

NA SAÚDE E NA DOENÇA, ATÉ QUE A MORTE OS SEPARE?

Foi na Grécia Antiga que surgiu um dos mitos que mais fazem sucesso na história da mitologia, e que até hoje segue tendo uma forte presença narrativa sobre o amor romântico no ocidente: o mito da alma gêmea. A história, contada pelo personagem de Aristófanes, famoso comediante ateniense, na obra *O banquete*, de Platão, apresenta uma narrativa sobre a origem dos seres humanos e o amor. Ele sugere que nós, humanos, fomos originalmente criados como seres andróginos, com duas cabeças, quatro braços e quatro pernas, mas fomos separados pelo raio de Zeus e agora buscamos nossa "outra metade" para podermos voltar à completude de outrora. O interessante é que uma história inventada por um comediante alimentou o imaginário de muitas pessoas, principalmente, mulheres, como uma verdade quase inquestionável.

Vou tratar por um outro prisma essa ideia de completude, de par perfeito, que o mito da alma gêmea traz. Se pararmos para analisar, há uma relação muito próxima entre o significado de alma gêmea e o que chamamos na psicanálise de narcisismo primário, que é o período do desenvolvimento humano pelo qual todos nós passamos, aquele momento em que a criança é una com a mãe, quando se sente protegida e atendida em todas as suas demandas, completamente amparada.

Nesta fase do desenvolvimento, a criança ainda não consegue fazer a diferenciação entre o Eu e o Outro, por isso ela e a mãe são como a mesma coisa, dois corpos, um continente. Com o tempo, as demandas da criança não mais serão prontamente atendidas e é nesse percurso que ela vai produzindo a noção de si, de que ela e a mãe não são uma coisa só. Conforme a criança vai se constituindo como um Eu separado da mãe, surge nela uma noção de desamparo existencial que irá acompanhá-la por toda a vida, uma condição de todos nós, seres humanos.

Esta sensação de desamparo que faz parte da nossa constituição enquanto sujeito é o que nos move em direção à ilusão de que algo externo a nós é necessário para fazer com que nos sintamos completos novamente. Assim, seguimos por toda uma existência em busca desta parte faltante que vai nos livrar da angústia do desamparo.

A nossa cultura fez com que acreditássemos e buscássemos um amor que nos completasse, tal qual nos sentíamos completos com a nossa mãe ou com quem exerce esse papel de cuidado nos nossos primeiros anos de vida, a tal "alma gêmea". Acontece que esta incompletude é uma condição existencial humana, somos seres desejantes porque há em nós uma falta que jamais será totalmente preenchida, é dela que se faz o desejo que nos move ao longo da vida.

Mas, no mundo patriarcal, onde as relações amorosas reproduzem as dinâmicas de sujeição da mulher ao homem, podemos dizer que nas relações heteronormativas o homem consegue se aproximar muito mais da fantasia deste amor incondicional e "completo" que vem da mãe — considerando que a nossa cultura imprimiu às mulheres a função do cuidado, não só dos filhos, mas também do parceiro amoroso. Então, como os homens não são levados a dividir o cuidado, a ideia de completude no amor frente ao desamparo existencial que permeia o universo psíquico heteronormativo é ainda mais ilusória quando se trata da mulher.

Experimente perguntar a mulheres heterossexuais casadas quem elas acham que cuidaria delas no caso de uma doença grave ou na velhice e veja quantas responderão com convicção que será o marido e quantas dirão que seriam elas mesmas a cuidar de si ou talvez uma amiga, filha, irmã, enfim, uma figura feminina. É o que a realidade impõe. Um estudo das universidades estadunidenses de Stanford e Utah junto ao Seattle Cancer Care Alliance mostra que a mulher tem seis vezes mais chances de ser abandonada após a descoberta de uma doença grave, enquanto o homem doente, em geral, tem uma mulher como sua principal cuidadora.

Em entrevista à apresentadora Ana Maria Braga, a cantora Preta Gil, que foi traída e abandonada pelo seu então marido enquanto passava por um tratamento contra um câncer, disse: "Quando a gente casa, o padre fala: 'na alegria, na tristeza, na saúde e na doença'. Você não tem noção que nesse momento tão difícil vai se sentir desamparada" (Preta..., 2023). O amor romântico, tal qual outras formas de amor, pressupõe o cuidado como um elemento central. Mas, diante de uma cultura masculina que delega esta função ao gênero feminino e desresponsabiliza os homens desta tarefa, quem cuida das mulheres em um relacionamento heteroafetivo?

O mito da alma gêmea permeia muito mais o imaginário feminino do que o masculino. São as mulheres as que mais são levadas a seguir acreditando em romances escritos nas estrelas e em príncipes encantados, ainda que a realidade se mostre bem diferente. Pois, há um condicionamento psíquico que leva a mulher a acreditar que há para ela uma alma gêmea que a protegerá do mundo e, finalmente, será una com ela.

10. O amor romântico como condição à felicidade

Com o ideal do amor romântico, surge outro mito, o de que a felicidade é o resultado do encontro amoroso com o outro. E mais: que a felicidade do sujeito está nas mãos do outro, como se não houvesse lugar feliz realmente possível em qualquer modo diferente de vida que não inclua este encontro com aquele que detém o poder de levar a felicidade ao alcance do seu objeto de desejo. Afinal, "se não eu, quem vai fazer você feliz?", cantava o músico Chorão em "Proibida pra mim".

Encontrar o amor romântico se torna, assim, mais que um possível golpe de sorte do destino, vira uma busca implacável por este outro que possui o maior poder de todos: o de materializar a tão buscada felicidade, objeto utópico de toda e qualquer existência. Encontrar este outro passa a ser a grande meta, um verdadeiro objetivo de vida, sobretudo, no existir de uma mulher.

Colocar o amor romântico como instrumento central para se atingir a felicidade tem sido, ao longo do tempo, uma das maiores fontes de frustração humana, como é possível notar ao nosso redor. As relações amorosas podem e devem ser fonte de investimento libidinal, mas, quando a expectativa de uma vida feliz está tão fortemente conectada a uma conduta afetiva baseada no amor romântico, os inevitáveis desencontros entre fantasia e realidade se tornam inesgotáveis fontes de sofrimento psíquico, principalmente, para as mulheres, as mais atingidas pelo discurso do amor romântico como elementar à vida. Para muitas pessoas, este constante descompasso é a razão de um enorme sentimento de vazio e solidão diante de uma sociedade construída sob signos que exigem o amor conjugal como condição à felicidade.

Quando, por inúmeros motivos, o sujeito não dá conta de realizar este ideal de amor, a sensação é de culpa e frustração, como se tivesse falhado consigo e com o mundo. Na mulher essa sensação vai além, pois há um reforço do sentimento de incompletude que acompanha a subjetividade feminina. Logo, se não encontrar esta parte que lhe falta, a mulher enfrentará grandes provações para que consiga afirmar sua existência.

A mulher aprende que a infelicidade no amor é sinônimo de fracasso por não conseguir ser escolhida ou mantida. Neste sentido, para a mulher, um desencontro amoroso representa mais que a dor de uma relação que não deu certo, é a angústia que questiona o valor de toda uma existência.

Acredito que o caminho para uma vida mais plena tenha que passar, inevitavelmente, pelos laços que tecemos com o outro, mas sem que seja delegada a este outro a responsabilidade pelo amor que, muitas vezes, negamos a nós mesmas. Precisamos resgatar e ampliar a nossa ideia sobre o que é felicidade, além da própria noção de encantamento do amor romântico. Precisamos aprender a investir a nossa libido naquilo que desperta nossos afetos potentes; a nos encantarmos pelo ordinário. Um café moído na hora, um cachorrinho simpático na rua, um banho quente num dia frio, uma mensagem daquela pessoa querida que andava sumida. O encantamento e a magia são essenciais à vida, apenas precisamos enxergá-los em outros lugares.

Dia desses, uma amiga me contou que havia reencontrado um antigo conhecido em um show de jazz num lugar que ela nunca havia ido antes e que me descreveu como incrível. Ela seguiu me contando a história até dizer que encontrar esse tal antigo conhecido ali mexeu com ela. Fora daquele lugar, a história se desenrolou de outra maneira, e a conclusão a que chegamos juntas é que não foi pelo conhecido que minha amiga se encantou, mas por aquela noite.

Sim, nos apaixonamos por noites incríveis, por um filme, uma música, um cobertor macio, pela risada de alguém que nunca mais veremos, pelo som do avião decolando rumo à viagem tão esperada. E isso nos mostra que a vida acontece em toda a sua grandeza nos pequenos momentos, aqueles aos quais não damos tanta importância, pois talvez estejamos ocupadas demais sonhando com a utopia do "e foram felizes para sempre".

Portanto, é essencial que façamos nascer uma outra cultura amorosa, para além do amor conjugal. É essencial pensar o presente e o futuro a partir de novas produções de sentido capazes dar significado à vida para além das imposições sociais que limitam a existência feminina a um par amoroso.

Descobrir e honrar o encantamento que existe em tantas outras coisas fará com que atravessemos o luto pelo amor romântico rumo a uma nova e mais plena forma de amar. Pois amar é jornada, não o destino.

11. Eros em crise existencial

> *Definições são pontos de partida fundamentais para a imaginação. [...] Uma boa definição marca nosso ponto de partida e nos permite saber aonde queremos chegar. [...] Precisamos de um mapa para nos guiar em nossa jornada até o amor — partindo de um lugar em que sabemos a que nos referimos quando falamos de amor.*
>
> bell hooks

Ainda que tenhamos avançado muito na conquista de direitos, a cultura em que estamos inseridas segue produzindo em nós a crença de que o amor romântico é a coisa mais importante a ser conquistada na vida. Diferentemente dos homens, que vivem sob a possibilidade de infinitos futuros. Muitas mulheres que estão em relacionamentos amorosos e que sofrem diversos tipos de abuso não conseguem se desvencilhar desta realidade, por exemplo, pelo medo de perder-se de si sem a instituição tradicional do casamento, da família. Assim, acabam se perdendo no outro.

Mas há uma crise romântica instalada na contemporaneidade. É inevitável que, nestes tempos de maior independência feminina, o mito do amor romântico patriarcal esteja colapsando. Contudo, não nos iludamos, ele ainda tem força. O problema disso — sempre é importante reforçar — não está no romantismo em si, mas na forma como este romantismo atua em nome de uma lógica que cria dispositivos de poder hierárquico exercido por homens sobre as mulheres, que sempre nos colocou em um lugar de vulnerabilidade diante dos diversos abusos fantasiados de amor, um modelo de amor a serviço da classe dominante.

Há um cansaço existencial que tem tomado conta de muitas mulheres heterossexuais. E este cansaço tem levado parte delas a um estado de "heteropessimismo". Não apenas no sentido de frustração pessoal por uma sucessão de experiências negativas com o sexo masculino, mas também como uma crítica social às estruturas que sustentam as relações heterossexuais tradicionais.

Movimentos espontâneos que viralizam na internet, como o *boy sober* (sobriedade de meninos, em tradução livre), uma espécie de *detox* de homens, e que ganham cada vez mais fôlego entre mulheres heterossexuais dos países ocidentais, denunciam que há uma crise do modelo de amor romântico heteropatriarcal. O *boy sober*, por exemplo, começou com a atriz e comediante Hope Woodard, que fez sucesso e conquistou milhares de seguidores nas redes sociais ao falar sobre o que considera os benefícios de passar algum tempo sem qualquer tipo de relacionamento ou interação afetiva, como flertes etc., com o sexo masculino. Ainda mais radicais, movimentos como o sul-coreano 4B pretendem abolir as relações com homens de forma permanente, baseando-se em quatro princípios: *bihon* (não ao casamento heterossexual), *bichulsan* (não ao parto), *biyeonae* (não ao namoro), *bisekseu* (não às relações sexuais heterossexuais).

As propostas soam extremas — e realmente podem ser —, mas tais atitudes trazem consigo mensagens importantes que devem ser ouvidas com atenção. E é preciso que os homens, e toda a sociedade, empreendam um esforço real para compreender o que tem levado inúmeras mulheres heterossexuais a tomarem essas decisões.

A Coreia do Sul é um exemplo interessante, pois, apesar de ser uma das nações mais ricas do mundo e uma potência cultural e tecnológica, ainda segue mergulhada em valores extremamente conservadores no que diz respeito à mulher. Sua estética *high tech* não parece combinar com uma cultura de submissão feminina, primeiro ao pai, depois ao marido e, por fim, ao filho mais velho, como uma propriedade.

Apesar do alto grau de escolaridade das sul-coreanas, a disparidade salarial entre homens e mulheres é gritante no país, fazendo com que elas recebam, em média, um terço a menos que os homens. Isto porque mulheres engravidam e a pressão social para que abandonem a carreira para cuidar da família é muito grande. Com isso, muitas delas estão renunciando ao casamento para poderem continuar no mercado de trabalho.

Como se isso não bastasse, este país carrega em si uma cultura misógina que se traduz, entre outras coisas, em uma crescente onda de crimes sexuais digitais, tornando uma prática bastante comum filmar mulheres com câmeras escondidas, batizadas de *molka*, em banheiros públicos e vestiários femininos para depois chantageá-las, o que, além de favorecer um mercado criminoso de pornografia, leva as mulheres a uma sensação generalizada de pânico, como muitas relatam. O pior de tudo é que a maior parte dos sul-coreanos ainda culpa as mulheres por esses e outros crimes sexuais.

Segundo o artigo de Min Joo Lee para o site *The Conversation* (2023), 52% da população sul-coreana acredita que a violência sexual é motivada pelo uso de roupas "provocativas", por exemplo. "Minha vida não é seu filme pornô" foram as palavras de ordem de milhares de mulheres que se reuniram em 2019 para denunciar a inércia das autoridades sul-coreanas, que pouco ou nada faziam para punir os culpados e evitar a proliferação destes crimes. A partir daí, explodiu o clima de revolta entre as mulheres do país diante de tantas injustiças de gênero enfrentadas ao longo da vida. Mas, em vez de resultar em maior consciência dos homens em relação às desigualdades e abusos vividos pelas mulheres, a manifestação delas gerou um aumento de movimentos masculinos sexistas que se declaravam vítimas de discriminação reversa, tal qual o "racismo reverso" que alguns brancos dizem sofrer.

Em abril de 2024, em uma *trend* que viralizou no TikTok, uma influenciadora perguntava às mulheres se, em uma situação hipotética, elas estivessem sozinhas em uma floresta, quem elas prefeririam encontrar, um homem ou um urso. A maioria esmagadora delas respondeu que preferiria encontrar o urso. Alguns dos comentários diziam: "prefiro que meu obituário diga que fui morta por um urso, porque assim ninguém vai mencionar a roupa que eu estava vestindo", "as pessoas acreditariam se eu dissesse que fui atacada por um urso" ou "o urso me vê como um ser humano". A reação dos homens diante da resposta das mulheres foi de indignação, o clássico "nem todo homem". Eles pareciam mais preocupados em defender sua reputação do que em buscar ouvir e compreender a triste realidade que leva mulheres a preferirem enfrentar um animal selvagem a um homem.

Segundo o boletim "Elas Vivem: Liberdade de Ser e Viver", da Rede de Observatórios da Segurança (2023), 30% das mulheres brasileiras já sofreram algum tipo de violência doméstica ou familiar provocada por homens e 70% destes casos foram cometidos pelo companheiro ou ex-companheiro da vítima. O número soma mais de 25 milhões de brasileiras que já foram vítimas desse tipo violência.

Ao longo da vida, uma em cada três mulheres no mundo todo é submetida à violência física ou sexual, a maior parte delas praticadas pelo parceiro. E, mesmo com o avanço das lutas feministas, as novas gerações não estão a salvo. A violência de gênero começa cedo: uma em cada quatro mulheres jovens já terá passado por situações de perigo à sua integridade física, mental e moral antes dos 30 anos.

Diante de tudo isso, a pergunta que fica é: Como o amor pode prosperar onde há autoritarismo, opressão e violência contínua de um gênero sobre outro?

O sistema capitalista patriarcal é a própria antítese do amor. O patriarcado e o capitalismo nos fizeram temer o amor, mas não é ele o vilão. A crise do amor romântico é, na verdade, uma crise do capitalismo viriarcal e deve servir para reavaliarmos e reconstruirmos não só a maneira como nos relacionamos amorosamente, mas o próprio modelo de sociedade em que vivemos, que manipula nossos afetos em nome de uma lógica misógina, racista, preconceituosa, de dominação e objetificação das mulheres, das pessoas negras, das pessoas LGBTQIAP+, de todas aquelas que fogem aos padrões estabelecidos pelos que exercem o poder da violência real e simbólica. Além disso, ambos, patriarcado e capitalismo, submetem a mulher à função exaustiva do cuidado e fazem com que a rotina de excessivas e constantes preocupações domésticas e com a sobrevivência da família, atuem como um peso que impede o exercício concreto do amor e da poesia na vida.

A única forma, portanto, de salvarmos o amor é defendendo uma prática amorosa antipatriarcal e anticapitalista.

COM QUEM SERÁ QUE A MENINA VAI CASAR? VAI DEPENDER SE A MENINA VAI QUERER!

Na festa de aniversário de 9 anos da minha sobrinha, durante o "Parabéns", dois meninos que estavam atrás de mim, e aparentavam a mesma idade que ela, puxaram o coro do "Com quem será, com quem será que a Angelina vai casar? Vai depender, vai depender, se o Fulano vai querer".

Angelina é uma menina do seu próprio tempo, "ela tem a sua própria *vibe*" alguém me disse. É livre, destemida, adora nadar, jogar futebol e se vestir com o uniforme do seu time de coração, o Vasco. Enquanto todos tentavam abraçá-la pelo seu aniversário, inclusive eu, ela fugia para brincar com as amigas e os amigos, sequer teve a curiosidade de abrir os presentes que recebeu, deixou tudo em um canto para abrir em outro momento, pois, o que ela queria mesmo era brincar. Então, por que aquele coro?

Como *millenial*, considerando que nasci entre 1981 e 1995, ouvi este coro em praticamente todas as festinhas de aniversário das quais participei, mas não imaginava que ela ainda fizesse parte do universo das gerações seguintes. Quando ouvi os dois meninos puxarem a musiquinha que indagava com quem Angelina se casaria, me caiu a ficha de que, apesar dos inúmeros avanços das pautas feministas, a pressão pelo casamento ainda segue sendo exercida sobre o imaginário feminino.

Um sinal curioso que reforça essa tese é o que tem sido chamado de "efeito Netflix" ou "efeito dorama", para explicar o recente aumento de jovens mulheres ocidentais que viajam até a Coreia do Sul em busca de um amor estilo "dorama". Os doramas são as séries sul-coreanas, dramáticas ou comédias românticas, que têm conquistado muita gente no mundo todo, principalmente, as mulheres. A partir destas séries, muitas delas passaram a fantasiar que há esperança no amor através dos homens sul-coreanos, em sua visão, mais românticos, educados e cavalheiros que aqueles de seus países de origem. Mas, quando chegam lá, a maioria delas se vê diante de uma realidade bem diferente daquela que fantasiaram e mais parecida com aquela da qual estavam fugindo: estes homens reproduzem a mesma misoginia que os de seus países de origem.

Recentemente, precisei pesquisar sobre uma *trend* no TikTok chamada "Pink Pilates Princess" (princesa do pilates rosa). Ao digitar sobre o assunto no TikTok, o primeiro vídeo que surgiu mostrava uma moça muito jovem dizendo o quanto amava ser mulher, enquanto passava seus cremes caríssimos em frente ao espelho com sua roupa rosa colada ao corpo e unhas cintilantes. O segundo vídeo era bem parecido, o terceiro também e assim por diante, o que me fez chegar à constatação de que a *trend* era muito menos sobre pilates e muito mais sobre roupas, cremes, maquiagens, como tantas outras *trends* parecidas. Até aí, nada de novo no fronte, já que a indústria da beleza segue criando infinitas tendências para lucrar com a pressão estética feminina. Fico me perguntando se este tipo de *trend* não contribui também para reforçar o tal mito da feminilidade, mencionado no Capítulo 3, que tenta definir a mulher partir de ideais estéticos e comportamentais elaborados socialmente como forma de controlar e submetê-la aos interesses dos homens e do mercado.

Ao mergulhar no universo destas *trends* "femininas", encontrei algo que considero ainda mais sério. Almejando um objetivo além do comercial, mais político-comportamental, há um número cada vez maior de mulheres *influencers* produzindo conteúdos que defendem um regresso aos padrões de gênero de gerações anteriores e do casamento como centro da vida feminina. Este é o caso das *tradwives* (esposas tradicionais), um movimento de mulheres que defende um estilo de vida voltado à domesticidade, submissão aos maridos e cuidado exclusivo da família, um cenário típico dos anos 1950.

O perfil das *tradwives* é de mulheres brancas de classe média, que se consideram antifeministas, religiosas, conservadoras e, a maioria, alinhadas com políticas nacionalistas e de extrema-direita. Elas acreditam que as feministas lhe tiraram o direito de serem providas financeiramente pelos maridos e de não trabalharem fora de casa para se dedicarem ao cuidado da família. Alguém, por favor, conta para elas que quem fez isso foi o capitalismo?

Sim, o capitalismo. Durante a Primeira e a Segunda Guerra Mundial, houve uma mudança significativa no papel das mulheres brancas (as mulheres negras precisavam trabalhar fora desde sempre) na força de trabalho, impulsionada pela necessidade econômica para suprir a demanda por mão de obra durante os conflitos. Após as guerras, muitas mulheres foram forçadas a deixarem seus empregos para abrir espaço para os homens que retornavam do serviço militar. Essa reversão foi motivada por pressões sociais e culturais, que enfatizavam o papel tradicional das mulheres como donas de casa e cuidadoras da família. Acontece que o cenário econômico do pós-guerras passou a exigir maior presença dessas mulheres, mas isso não impediu que enfrentassem discriminação salarial, falta de oportunidades e a conciliação do trabalho fora de casa com aquele realizado dentro dela, que seguiu cabendo à mulher até os dias de hoje: o cuidado.

Diante do esgotamento que a maior parte das mulheres enfrenta nas jornadas triplas e até quádruplas de trabalho, e de todas as desigualdades que enfrentam no universo profissional e no trabalho do cuidado, é natural, e mesmo essencial, que haja revolta e que desta revolta resulte alguma transformação. Mas, quando a reação se dá através de movimentos que propõem uma série de retrocessos em relação à luta feminista, precisamos estar atentas a respeito do perigo que este tipo de discurso sedutor pode ter sobre estas mulheres que estão verdadeiramente esgotadas e sedentas por uma solução para este esgotamento.

Quem de nós nunca pensou em largar tudo e ir morar em uma casa no campo? Quem nunca desejou ter mais tempo para acompanhar o crescimento dos filhos? Quem não precisa diminuir o ritmo? Essas deveriam ser escolhas possíveis em uma sociedade que não fosse guiada pelo lucro que faz de nós meras máquinas de produção e consumo. O feminismo luta para que toda mulher seja o que ela quiser ser, mas o antifeminismo tem vendido a ideia de que o feminismo é quem retira das mulheres a possibilidade de viver o paraíso da vida doméstica. Além de irreais diante da situação econômica da maioria das pessoas, falas como esta normalizam a dependência financeira de mulheres em relação aos homens. E, como bem sabemos, a maior parte das violências conjugais que muitas mulheres sofrem acontecem porque elas não possuem independência material. Com isso, ficam presas em um ciclo interminável de abusos.

    Ao pregarem submissão aos seus cônjuges e uma vida exclusivamente voltada ao casamento, sugerindo que esta é a única forma de tornarem-se uma "mulher de valor", esses movimentos antifeministas provocam um retrocesso sem precedentes à conquista do lugar de sujeito de direitos pelas mulheres. Não há problema algum em ser uma dona de casa, o problema está na manipulação de jovens mulheres para que abandonem a sua busca por independência para viverem a fantasia de uma vida de submissão que não lhes oferece nenhuma garantia de segurança.

    A emancipação política e econômica da mulher é uma pré-condição para o amor. Como bem disse Beauvoir: "A conquista da independência dará à mulher o privilégio de desfrutar de indivíduos autônomos e ativos e que, em geral, não serão parasitas em sua vida, não a prenderão, devido à sua fraqueza e necessidades" (1980).

    Este cenário é tão distópico quanto realmente parece ser. Os vídeos que estas influenciadoras produzem, onde aparecem em casa, vestidas com suas saias florais rodadas e cozinhando para seus maridos e filhos, podem ser o estilo de vida de quem assim o escolher, mas a verdade é que este tipo de conteúdo esconde as verdadeiras motivações de grupos políticos, religiosos, ideológicos, que seguem tentando frear os avanços feministas em todas as esferas da vida.

12. Quando o amor adoece

Quando a professora Wendy Langford, da Universidade de Lancaster, na Inglaterra, resolveu realizar um estudo (1997) sobre as experiências femininas em relacionamentos amorosos heterossexuais, ela não imaginava que a saúde das mulheres se tornaria um tema central da sua pesquisa. Bastou apenas uma pergunta sobre "saúde" e "bem-estar" para que a maioria das mulheres participantes do estudo relatassem diversos problemas de saúde ligados aos relacionamentos que viveram.

Wendy percebeu, então, que havia um padrão na forma como homens e mulheres heterossexuais performavam o amor romântico e isto estava fazendo com que estas mulheres adoecessem. Ela havia detectado uma problemática feminina urgente a ser estudada e debatida: a "doença do amor". No artigo "'You Make Me Sick': Women, Health and Romantic Love" ["'Você me deixa doente': Mulheres, saúde e amor romântico", em tradução livre], a professora descreve como o estudo foi revelador ao permitir um raio-x do mito do amor romântico pela via do adoecimento psíquico feminino, mostrando que o ideal de felicidade que as mulheres seguem, pela via dos relacionamentos amorosos, pode ir muito além de uma frustração e acabar em doenças reais que comprometem seriamente o seu bem-estar.

Na pesquisa realizada por Wendy, diversos transtornos de saúde foram relatados: depressão, ansiedade, insônia, distúrbios alimentares e digestivos, entre outros. E o que chamou atenção da professora é que a dinâmica relacional relatada pelas participantes trouxe algo em comum entre quase todas elas: uma angústia que paira no ar mesmo em relacionamentos aparentemente não violentos, que é a frustração com o distanciamento dos seus parceiros ao longo da relação. O roteiro parece o mesmo: primeiro, o homem é atencioso, gentil, parceiro, mas, com o tempo, vai se tornando distante e insensível em relação às demandas da parceira. O texto sugeriu que tais padrões de gênero eram evidência de um contrato emocional desigual entre homens e mulheres (Langford, 1997). Sob outro aspecto, há a teoria de que o distanciamento emocional funciona como um meio de exercer poder e controle nos relacionamentos amorosos (Langford, 1997).

A pesquisa de Langford mostrou um profundo pesar destas mulheres com o fato de que, no início, estes homens agiam de maneira muito diferente, pois foram aqueles os homens pelos quais elas se apaixonaram e com quem decidiram viver uma relação amorosa. Este distanciamento, portanto, age como um luto na vida dessas mulheres, que se sentem perdidas, tendo que refazer sozinhas os passos que as trouxeram até aqui.

Este processo de luto envolve a raiva que sentem pelos parceiros por conta dessa mudança de atitude, mas, sobretudo, uma autoculpabilização pelo comportamento do outro. Estas mulheres, na tentativa de compreenderem o afastamento daqueles que amam, mergulhavam em um profundo processo de autorresponsabilização e autodepreciação, como se coubessem a elas todas as respostas e ações no sentido de frear o distanciamento que tanto lhes fere.

Em algum momento de nossas vidas, passamos a acreditar que as mulheres heterossexuais têm um papel pedagógico nas relações com os homens, pois sempre foi naturalizada uma certa imaturidade emocional masculina como algo inerente a este gênero. Desta forma, é exigido da mulher que tenha paciência e abra mão dos próprios afetos como forma de educar o ser amado para o relacionamento. Por isso, frases como "afirmou que sabia mais sobre a vida interior do seu parceiro do que ele", que apareceu na pesquisa de Wendy, são tão comuns de serem ditas pelas mulheres, como se coubesse a ela desvendá-lo, no lugar de ocupar seu tempo buscando descobrir a si mesma.

Um processo semelhante ficou evidente em muitas outras narrativas. Por um lado, as mulheres queixavam-se de uma crescente alienação do seu parceiro, mas a sua própria resposta à distância dele parecia aliená-las de si mesmas, ao mesmo tempo que o colocava no "centro do palco". Ironicamente, portanto, as tentativas das mulheres de restabelecer um sentido de intimidade com os parceiros emocionalmente "ausentes" garantiram que elas próprias estivessem menos "presentes" na relação.

Para Lacan (1998), o amor feminino e o masculino se apresentam de diferentes formas. Ele diz que o amor feminino é erotomaníaco, ou seja, o que realmente importa para a mulher seria a fantasia de que o outro a ama, o outro é aquele que valida a sua importância através do amor que lhe destina. Isso aconteceria porque há no amor uma busca feminina pelo sentido da vida, importaria mais ser amada do que amar. A angústia da mulher não se posiciona frente à "perda real do objeto, mas à perda do amor por parte do objeto" (Freud, 2014).

Chegou a vigorar na psicanálise a ideia de um masoquismo feminino e que este seria parte constituinte do desejo sexual da mulher, pois Freud dizia que o masoquismo é feminino, ainda que encontrado em muitos homens, pela sua característica de objeto passivo diante do outro. Mas o que muitos chegaram a acreditar que fosse uma característica inata ao feminino é, como sugeriu Beauvoir em *O segundo sexo*, uma internalização das opressões patriarcais, que condiciona as mulheres a se submeterem e a aceitarem a dor e a humilhação como parte de sua identidade de gênero. A expectativa de que as mulheres suportem dor emocional e física pode ser vista em vários contextos, desde relacionamentos abusivos até a idealização do sacrifício materno.

No artigo "Feminilidade", Freud (1974) chegou a considerar que há influência social na constituição do masoquismo feminino e ela se dá na repressão à agressividade feminina:

> A supressão da agressividade das mulheres, que lhes é instituída constitucionalmente e lhes é imposta socialmente, favorece o desenvolvimento de poderosos impulsos masoquistas que conseguem, conforme sabemos, ligar eroticamente as tendências destrutivas que foram desviadas para dentro. Assim, *o masoquismo*, como dizem as pessoas, *é verdadeiramente feminino*.

Karen Horney também avança nesta discussão ao mostrar que o masoquismo, que se diz uma característica sexual feminina, não é determinante na mulher como gênero, mas como resultado do modo como a psiquê feminina se constitui a partir do meio ao qual pertence: "[...] o masoquismo não é um fenômeno primariamente sexual; ele é antes, o resultado de certos conflitos nas relações entre os indivíduos" (1959).

Portanto, esse superinvestimento pulsional da mulher em relação ao amor romântico não é fruto de alguma condição biológica naturalizada, há um atravessamento cultural para que assim seja, até porque, como diz Soler, "o inconsciente não conhece a biologia" (2006).

Por outro lado, o amor masculino heterossexual seria fetichista, por colocar a mulher no lugar do objeto: não é a mulher quem prende sua atenção, mas algo nela que o homem escolhe como foco da sua relação-fetiche. Quer um exemplo? Leonardo Di Caprio. Leo é um homem que, do alto dos seus quase 50 anos, mantém ao longo de sua vida amorosa uma tradição que parece ter criado para si: a de não namorar mulheres que ultrapassem a idade máxima de 25 anos. Muda a mulher, mas não muda o objeto. O que desperta o desejo fetichista de Leo? A beleza física da juventude, uma certa inexperiência fruto da idade de seu objeto sexual que reforçaria a vaidade fálica do ator? Não podemos responder com exatidão, mas podemos dizer que há na cultura masculina do desejo uma busca pela reafirmação fálica através de seu objeto amoroso.

Tanto é que, em "Contribuições à psicologia do amor", ao listar as principais posições de objeto em que uma mulher se encontra de forma a despertar o desejo masculino, Freud destaca que, além da clássica "possuir características semelhantes às da mãe do homem", outra seria a disputa dessa mulher por outro ou outros homens. Ser, portanto, objeto de desejo de outro homem é uma das formas mais bem-sucedidas de despertar o desejo masculino. Neste caso, percebe-se que importa mais como outro homem enxerga uma mulher do que como ela realmente é.

Já para a mulher, a angústia a respeito da condição feminina no mundo está ligada ao enigma que se instala frente ao desejo do outro: "O que o outro quer de mim?", "O outro me ama?". O amor, para a mulher, é a via pela qual ela se reconhece enquanto sujeito, é o que lhe fornece sentido existencial e cria as sinapses imaginárias para compreender o mundo em torno de si.

"Ele não é horrível comigo — ele é indiferente. Passo muito tempo tentando ganhar carinho dele, tanto que fico cansada, às vezes porque me esforço muito e geralmente não chego a lugar nenhum." Este depoimento pertence à Sarah, uma das entrevistadas de Langford, e ela o destacou em seu artigo. A fala de Sarah mostra o quão exaustivo é o esforço que muitas mulheres fazem para tentar resgatar a conexão romântica perdida com seus parceiros. As consequências dessa eterna busca pelo romantismo perdido, ou nunca encontrado, são desastrosas para as mulheres, que veem sua autoestima se desintegrar diante das inúmeras tentativas de lidar com a indiferença do outro. O distanciamento silenciosamente ensurdecedor de seus parceiros é tido como um olhar depreciativo deles sobre elas, que acreditam haver algo de errado consigo, e, a partir disso, muitas passam a adotar comportamentos autodestrutivos como resposta ao indizível da dor da invisibilidade.

A pesquisa de Wendy Langford mostra, então, como é difícil para uma mulher ficar invisível para um parceiro que antes parecia enxergá-la. É como se essa ausência do olhar do outro fizesse dela um espelho quebrado, incapaz de integrar sozinha a sua própria imagem. A professora relaciona esta fragmentação com um certo "declínio do eu", do qual mulheres, por serem expostas desde cedo a uma cultura de autossilenciamento, estariam mais propensas a sofrer.

Langford cita ainda em seu artigo um trabalho da psicanalista Alexandra Symonds (1974), que, ao falar sobre suas experiências clínicas, descreve uma certa tendência das mulheres a "murcharem" após o casamento, por desistirem de desejos e aspirações pessoais, o que acaba se tornando uma enorme fonte de angústia e caminho aberto para o adoecimento psíquico pouco mais à frente.

Isto mostra que mesmo o padrão contemporâneo dos relacionamentos heterossexuais apresenta uma série de microviolências à mulher que a afastam de si mesma em nome da exigência de uma práxis de sujeição amorosa pelo parceiro que a incapacita de praticar este mesmo amor por si mesma.

O falo é o centro do prazer masculino na cultura e a reafirmação da não-castração. O homem busca na ideia de "castração feminina" uma forma de reafirmar o próprio falo. Neste sentido, é comum que procure nas mulheres o que a cultura entende como dócil, passivo, para que não se sinta ameaçado de ser castrado. A partir dessa ideia, a maior angústia masculina é perder o poder fálico. Já para a mulher é não ser amada e, portanto, não validada pelo outro, como se só pudesse viver o amor pela via da escolha desse outro, que a retira da sombra da exclusão para entrar pela porta da vida de mãos dadas com aquele que lhe confere o título de "escolhida" entre tantas outras que aguardam ansiosamente o mesmo destino.

Na cultura heteropatriarcal do amor conjugal, há Penélopes e Ulisses[4], como bem descreveu Suely Rolnik (2015):

> Penélopes tecem, mas sempre o mesmo: amor por Ulisses. Fios, humanos ou não, são nada para Penélope: ela os rejeita a todos,

---

[4] O mito de Penélope e Ulisses (também conhecido como Odisseu) é uma das histórias mais célebres da mitologia grega, principalmente narrada na *Odisseia* de Homero. Ulisses, rei de Ítaca, é um dos heróis gregos que participam da Guerra de Troia. Após a vitória em Troia, Ulisses enfrenta uma jornada de dez anos para retornar à Ítaca. Enquanto está ausente, sua esposa, Penélope, permanece em Ítaca. Ela é constantemente pressionada por vários pretendentes que acreditam que Ulisses está morto e querem se casar com ela para tomar o trono. Penélope, fiel a Ulisses, desenvolve uma estratégia para adiar o casamento: ela promete escolher um pretendente assim que terminar de tecer um sudário para Laertes, pai de Ulisses. No entanto, o que ela tece durante o dia, desfaz à noite, retardando, assim, a decisão por anos.

ou nem sequer os enxerga. Seu argumento é a eterna atualidade do tecido que tece para (e com) Ulisses, obra que lhe toma todo o tempo e espaço. Tecido a cada noite desmanchado, reinventado a cada dia. Não é por gosto do tecer que ela tece, mas por gosto do reproduzir do tecido — imagem desse amor. O mundo torna-se assim absoluto: ela e o outro (Ulisses) dentro dela. Penélopes eternamente condenadas à vontade de ficar.

Ulisses viajam, não tecem. Andam por toda parte sem estar em parte alguma. Fios, humanos ou não, não ocasionam um tecer, mas são pedaços-imagem de mundo de que Ulisses tenta se apossar a cada aventura. O mundo torna-se assim absoluto: Ulisses e o outro (todas as outras) que ele penetra. Pedaços cuja montagem forma uma imagem de mundo. Ulisses eternamente condenados à vontade de partir.

Assim têm sido as dinâmicas heteronormativas do amor romântico: uma Penélope condenada à vontade de ficar, enquanto temos um Ulisses implicado com o desejo insaciável de partir. Isso porque as mulheres só foram ensinadas a ficar, enquanto aos homens foram apresentadas, desde sempre, as inúmeras possibilidades de partir. Ficar, para Penélope, sempre lhe pareceu o único destino possível; ficando ela acredita assegurar o seu território no mundo. Enquanto, para Ulisses, partir é o que lhe garante a liberdade capaz de evitar a sua castração simbólica.

O amor, e tudo que diz respeito a ele, como o cuidado com o outro, é tido como um sentimento feminino, como se estivéssemos falando de uma vocação. Nesse desequilíbrio de expectativas e demandas, o amor adoece. E quando o amor adoece é tempo de irmos ao encontro da cura. Cura esta que, para as mulheres, não é somente individual, mas coletiva.

13. O amor nos tempos de máquinas celibatárias

Guattari e Rolnik (2005) identificam dois extremos sobre os quais o amor na contemporaneidade tem tentado se equilibrar. O primeiro seria o que os autores chamam de *simbiose familialista*, uma forma de relação característica das estruturas familiares tradicionais, onde a identidade dos indivíduos é absorvida pela unidade familiar, limitando sua autonomia e liberdade. Esse tipo de relação tem gerado dinâmicas de poder desequilibradas, onde o controle e a falta de espaço para a individualidade levam a relacionamentos disfuncionais e opressivos.

No outro extremo estão as *máquinas celibatárias*, que não são marcadas pela falta de sexo que o termo "celibato" sugere, mas são caracterizadas pela ausência de vínculos e uma vida baseada em desterritorializações constantes e intensidades puras, com evitação de relações estáveis, se movendo através da fluidez de experiências momentâneas.

Enquanto as relações especulares, familialistas, podem ser sufocantes e opressoras, as máquinas celibatárias vivem em um estado de constante transitoriedade — o que é bastante interessante, mas que também pode levar à fragilidade. As relações são intensas, mas efêmeras, frequentemente se desmanchando rapidamente, deixando um senso de desorientação e falta de ancoragem.

O capitalismo influencia ambos os extremos ao promover formas de controle e comodificação das relações humanas. Por um lado, a família torna-se uma ordem simbólica, atuando como uma extensão do controle capitalista, preservando-a como unidade de consumo estável e de normatização política. Por outro, uma cultura de precariedade das relações humanas ascende, e é refletida nas máquinas celibatárias.

A sociedade de consumo promove a ideia de que tudo, incluindo relacionamentos, pode ser comprado e descartado, onde a busca incessante por novidade e satisfação imediata tem levado a vínculos cada vez mais superficiais. E, a era digital, com suas redes sociais e aplicativos de namoro, facilita esses encontros rápidos e descartáveis em que a gratificação imediata substitui a construção paciente e profunda de relacionamentos.

Os apps de relacionamento estão promovendo transformações radicais na maneira como as pessoas têm se relacionado umas com as outras. Uma destas consequências, que têm sido apontadas em estudos recentes, é o que muitos usuários classificam como "esgotamento" o modo de se relacionar na contemporaneidade, justamente por conta desta fragilização dos laços afetivos.

Comparando, podemos dizer que o "nada é feito para durar", frase que o filósofo pop Zygmunt Bauman (2004) citava para explicar as relações atuais, se une, por exemplo, ao conceito mercadológico de obsolescência programada dos aparelhos eletrônicos, como um iPhone que já entra no mercado com prazo de validade para logo ser substituído por outro "melhor". Nesta perspectiva, seres humanos tornam-se tão descartáveis quanto qualquer outro objeto.

E é assim que se vivencia também na esfera amorosa o chamado FOMO, (*Fear of Missing Out* na sigla em inglês, algo como "medo de ficar de fora"), um fenômeno coletivo da atualidade marcado pela constante ansiedade e medo de estar perdendo alguma coisa melhor do que o que temos no momento. Sabe quando você recebe convites para programas diferentes no mesmo dia e tem que escolher um, mas quando chega lá pensa que deveria ter escolhido o outro? Nos relacionamentos também tem funcionado assim, um sentimento constante de que estamos sempre perdendo coisa mais interessante.

Presenciamos nas relações amorosas o que pode se chamar de *era do vazio*, um lugar marcado pela sensação de que nada é capaz de nos preencher e uma verdadeira apatia diante da realidade e das outras pessoas. Em parte, este sentimento de que falta algo sempre caminhará conosco enquanto seres desejantes e buscadores, mas este vazio a que me refiro fala muito mais sobre o fato de que as relações estão se dando sob a ótica de um jogo onde o outro é apenas uma peça que logo será substituída. E o que vale, então, é apenas o prazer efêmero e o gozo instantâneo que ele pode proporcionar, numa relação constante de uso e descarte.

A consequência disso são laços cada vez mais fáceis de serem desfeitos e a solidão instalando-se como um mal do século em uma sociedade marcada por uma espécie de narcisismo coletivo, cuja ideia de felicidade está centrada no consumo frenético de tudo e de todos. Relacionar-se verdadeiramente com alguém exige tempo, atenção, escuta, dedicação, tolerância e uma capacidade real de se conectar ao outro e enxergar além das nossas próprias feridas narcísicas.

Há potencial nas desterritorializações das máquinas celibatárias para criar novas formas de existência e resistência ao controle capitalista. A capacidade de se mover através de intensidades e de evitar fixações pode abrir espaço para experimentações criativas e novas formas de subjetividade. Mas, é fundamental que junto a isso possamos refletir sobre os desafios e possibilidades de construir relações que, de fato, escapem às dinâmicas opressivas do capital, possibilitando vínculos mais fortes e duradouros que estimulem, ao mesmo tempo, a autonomia e liberdade entre as pessoas.

PARTE III

A amizade feminina é revolução

Para aquelas de nós
que foram marcadas pelo medo
como uma linha tênue no meio de nossas testas
aprendendo a ter medo com o leite de nossas mães
pois por essa arma
essa ilusão de alguma segurança vindoura
os marchantes esperavam nos calar
Pra todas nós
este instante e esta glória
Não esperavam que sobrevivêssemos

AUDRE LORDE, "Uma ladainha pela sobrevivência"

14. Abram caminho para o eros da amizade!

> *Que o amor não é, de modo algum, um "assunto privado" que interesse somente a dois corações isolados, mas, ao contrário, que o amor supõe um princípio de união de valor inestimável para a coletividade [...].*
>
> ALEXANDRA KOLLONTAI, "Abram caminho para o Eros alado!"

Em *Abram caminhos para o Eros alado*, texto escrito em 1923 para falar sobre o amor em sua forma insurgente, a líder revolucionária Alexandra Kollontai faz um chamado aos jovens da União Soviética para pensarem o "problema do amor". A ideia seria resgatar a importância do amor na construção coletiva da nova sociedade que estava sendo levantada após a Revolução Russa de 1917, como ela mesma diz (1982):

> Chegamos ao momento de reconhecer amplamente que o amor não é só um poderoso fator da natureza, que não é somente uma força biológica, mas também social. O amor é, por essência, um sentimento de caráter profundamente social. O certo é que o amor, em suas diferentes formas e aspectos, constituiu em todos os graus do desenvolvimento humano uma parte indispensável e inseparável da cultura intelectual de cada época. Mesmo a burguesia, que às vezes reconhece que o amor é "um assunto de ordem privada", na realidade como acorrentar o amor aos seus padrões morais para que sirva a afirmação de seus interesses de classe.

No texto, Kollontai faz um apanhado da representação do amor na história e recupera noções como a do amor-amizade, mostrando como a vivência amorosa pela via da amizade esteve presente nas culturas tribais, coletivas, que entendiam a importância da solidariedade como um modo de sobrevivência.

A amizade foi, por muito tempo, uma virtude moral, uma das maiores. Isso só mudou com o nascimento da sociedade capitalista e, com ela, do individualismo e da competição. "A sociedade capitalista considerava a amizade como manifestação de 'sentimentalismo'; portanto, como uma fraqueza de espírito completamente inútil e até nociva para a realização das tarefas de classe burguesas", diz Kollontai (1982) em seu texto.

O capitalismo e o patriarcado atribuíram ao amor o mesmo princípio de propriedade que regula o modo de vida em nossa sociedade até hoje. Amar, então, tornou-se sinônimo de posse: é preciso possuir o coração do ser amado. O amor nessa configuração perde sua amplitude e passa a ficar restrito às relações conjugais e familiares.

E, para Kollontai (1982), onde não há liberdade o amor se apequena:

> (...) o amor não pode ser uma forma de se assumir a dependência à qual se está eventualmente condenado. Contudo, isso não basta: os parceiros precisariam criar seus próprios projetos existenciais, que poderiam convergir entre si, mas seriam independentes e abertos para a coletividade, a fim de não sucumbirem à pequenez de significado.

Neste texto-manifesto que escreve aos jovens, Kollontai elenca os três princípios básicos sobre os quais o amor-camaradagem deverá ser gestado: a extinção das desigualdades de gênero nas relações, com o fim da "submissão servil da individualidade da mulher ao amor"; o fim do "senso de propriedade" sobre o amor; e o florescimento da "sensibilidade fraterna". A sensibilidade fraterna resgata no amor o senso de comunidade, "'Tudo pelo homem amado', proclama a moral burguesa. 'Tudo pela comunidade', determina a moralidade proletária", diz Kollontai (1982), para quem o Eros alado só virá a ocupar o lugar do Eros sem asas:

> Se conseguirmos que desapareça das relações amorosas o sentimento cego, absorvente e exigente da paixão; se também desaparece o sentimento de propriedade, assim como o desejo egoísta de "unir-se ao ente querido para sempre"; se conseguirmos fazer desaparecer a fatalidade do homem e que a mulher não renuncie criminosamente ao seu "eu", não há dúvida de que o desaparecimento de todos esses sentimentos fará com que outros elementos preciosos para o amor se desenvolvam. Desta forma, o respeito pela personalidade do outro irá se desenvolver e aumentar, assim como a arte de contar com os direitos dos outros será aperfeiçoada; se educará a sensibilidade recíproca e se desenvolverá grandemente a tendência para expressar o amor não só com beijos e abraços, mas também com uma unidade de ação e vontade na criação comum.

Kollontai então nos lembra da importância de que o amor vá muito além desta esfera privada e de posse ao qual foi reduzido, é preciso amar grande, amar com a consciência de que o amor é um sentimento que une no lugar de dividir, que é coletivo e não privado, é troca e não posse, deve ser livre e não aprisionado a padrões morais que sufocam a sua existência em nome de interesses de poder.

É assim também o "amor mundi" (amor ao mundo) proclamado por Hannah Arendt em *A condição humana* (2014), um amor que nasce do compromisso ético e político de trabalhar pelo bem comum. Para Arendt, amar o mundo significa estarmos dispostas e dispostos a preservá-lo. Com isso, Arendt faz uma distinção clara entre amizade e amor romântico, pois, enquanto o amor romântico tende a ser exclusivista e privado, a amizade é inclusiva e voltada para o coletivo. A amizade, neste contexto, é menos sobre a fantasia utópica de uma fusão de almas e mais sobre a construção de um espaço compartilhado de afetos.

O amor é revolucionário e amar é político. Assim como o pastor Martin Luther King descreveu em seu famoso discurso "I have a dream" ("Eu tenho um sonho") (King *apud* hooks, 2001, p. 7):

> Quando falo de amor, não estou falando de uma resposta sentimental e fraca. Estou falando da força que todas as grandes religiões viram como o supremo princípio unificador da vida. O amor é de alguma forma a chave que abre a porta que leva à realidade suprema.

E quando digo "político" me refiro a algo muito maior que a política institucional dos partidos. Falo de um modo de vida inspirado em nossos afetos potentes, como força revolucionária disposta a desmantelar sistemas opressores, como o patriarcado, o racismo e o próprio capitalismo.

É necessário, portanto, uma práxis amorosa, como diz bell hooks (2021), para quem "o amor é profundamente político":

> Nossa revolução mais profunda virá quando entendermos essa verdade. Só o amor pode nos dar força para avançar no meio do desgosto e da miséria. Somente o amor pode nos dar o poder de reconciliar, redimir, o poder de renovar os espíritos cansados e salvar as almas perdidas. O poder transformador do amor

é o fundamento de toda mudança social significativa. Sem amor nossas vidas são sem significado. O amor é o coração da questão. Quando tudo mais se for, o amor sustenta.

QUE VENHA O EROS DA AMIZADE!

Em homenagem póstuma à Hannah Arendt, o filósofo Hans Jonas, amigo de Hannah desde os tempos de faculdade, afirmou que o que a movia no mundo era o "Eros da Amizade", que, segundo ele, a filósofa praticava como visão de mundo e ação política. O Eros da amizade é a forma que temos de recuperar o amor enquanto pulsão de vida.

Na filosofia grega, Eros é a força do desejo, não apenas sexual, mas também de criação, conhecimento e beleza. Platão, especialmente em *O banquete* (1987, originalmente escrito entre 385 a.C. e 370 a.C.), discute Eros como uma força que impulsiona a busca pelo belo e pelo bom. Quando Eros é integrado à amizade, ele pode reavivar as relações, transformando-as em células de resistência contra a opressão e a desumanização. A amizade, vista como uma forma de amor, desafia as estruturas de poder que fragmentam as relações humanas.

Quando imbuída de Eros, a amizade pode transformar a maneira como vivenciamos o amor enquanto energia vital em nossas vidas. O Eros da amizade vem acompanhado dos bons encontros, aqueles que aumentam a nossa potência de agir no mundo. É um espaço de desterritorialização e criação de novas subjetividades, uma força que impulsiona a inovação e a resistência às estruturas de poder que tratam o amor como mercadoria.

É tempo de resgatarmos Eros para que possamos sonhar com novas formas de amar, livres de opressão e alienação. Então, que venha o Eros da Amizade!!

15. A crise da família patriarcal, que comece o matriarcado

A família reproduz as dinâmicas sociais de seu tempo, é o lugar responsável, inicialmente, pela socialização dos indivíduos, depois espaço de organização afetiva de seus membros, palco das principais questões existenciais humanas, universo do cuidado e da proteção privada daqueles que dela pertencem. Nos últimos séculos, vivemos o modelo familiar baseado em uma alteridade opressora e castradora, sobretudo em relação às mulheres. Tal modelo só se sustentou por conta de uma vida inteira de renúncias impostas às mulheres, que foram lançadas para fora de seus desejos e impedidas da liberdade de escolherem os seus próprios caminhos.

Um modelo de família heteronormativo estruturado em torno da autoridade do pai, mas que sempre se sustentou sobre os ombros da mãe.

E é esse modelo familiar desigual um dos maiores fatores do adoecimento psíquico feminino. Segundo o relatório "Esgotadas", da ONG Think Olga (Liguori; Lima, 2023), cerca de 45% das mulheres brasileiras possuem diagnóstico de ansiedade e depressão, quase metade da população feminina no país. Esse diagnóstico é resultado do modo de vida a que estas mulheres são submetidas, já que 86% delas consideram ter muita carga de responsabilidades. São longas e intermináveis jornadas de trabalho que acontecem dentro e fora de casa. Lembrando que o trabalho no âmbito doméstico é não-remunerado e sequer é reconhecido pelo parceiro, pela família e pela sociedade.

Aliás, o mesmo Brasil que tanto clama pela importância e pelo protagonismo da família é o mesmo que possui 11 milhões de crianças sem pai presente. São 11 milhões de homens que abandonaram seus filhos e deixaram 11 milhões de mães-solo no país serem as únicas responsáveis diretas pelo cuidado doméstico e pela provisão material destas crianças. Esse é o resultado de um ambiente socializante que hoje desresponsabiliza o homem não só do trabalho do cuidado, mas até do provimento material da família.

Portanto, temos aqui uma verdadeira contradição entre discurso e realidade. As feministas são acusadas de vilãs por supostamente enfraquecerem as estruturas familiares tradicionais, mas são essas próprias estruturas patriarcais que estão fazendo o modelo de família que tanto defendem ruir.

É claro que o ato de repensar novos modelos possíveis de família não viria sem resistência. Os movimentos de ultradireita que eclodem em todo o mundo defendem com afinco a estrutura patriarcal de família, a tal "tradicional família de bem", e demonizam toda e qualquer outra iniciativa que busque ampliar as possibilidades de enlaçamentos humanos.

A extrema-direita faz uso da ideologia da família tradicional como um instrumento central na agenda política e social, promovendo uma visão idealizada e conservadora da família nuclear, composta por um pai, uma mãe e seus filhos, como o pilar da sociedade. Opõe-se fortemente ao reconhecimento de diferentes formas de família, como casais do mesmo sexo, famílias monoparentais e outras estruturas familiares não tradicionais. Essas formas são muitas vezes retratadas como desvios que ameaçam a coesão social, quando, na verdade, é o contrário. É este modelo de família nuclear conjugal, pautado no conservadorismo, o maior instrumento de propagação do individualismo no qual estamos mergulhados.

A psicanalista Maria Rita Kehl (2000) já nos alertou para o fato de que a estrutura familiar patriarcal, que concentrou o poder na figura do pai por muito tempo, estimulou a rivalidade no interior da família. Segundo Kehl, a competição fratricida que Freud colocou como condição universal da convivência entre irmãos é resultado, em parte, da dinâmica familiar que se concentra em torno deste pai-monarca, fazedor das regras e detentor de todos os poderes, que tem como tarefa dar seguimento à linhagem através do filho que levará seu legado. São muitas as famílias em que irmãos não são exatamente amigos e isto se dá, entre outras coisas, porque estas relações refletem a necessidade de se fazer desejado e respeitado por esta figura de autoridade suprema, gerando uma dinâmica de disputas que promovem todo tipo de frustração e ressentimento entre aqueles que buscam esta posição privilegiada frente ao genitor.

Para além disso, este modelo de família nuclear-conjugal inserido no sistema capitalista de consumo se organiza a partir da privatização dos afetos e da vida comunitária, restringindo ao universo privado as trocas coletivas que deveriam regular a vida em sociedade. Dessa forma, criam-se estas relações de rivalidade não só dentro do espectro da família, mas também fora dela, pois é reforçada a ideia de que fora do universo familiar só há perigos e adversários e ninguém é confiável. Então, nos distanciamos de um viver baseado em redes de amizade a fim de controlar e disciplinar nossos corpos para uma perspectiva voltada apenas para a maximização da nossa utilidade e eficiência diante do sistema de produção e consumo. No lugar de estimular a convivência, mergulhamos cada vez mais na solidão da vida privada.

Assim, a família atua como um microcosmo do controle social. As normas familiares sobre comportamento, gênero e hierarquia ajudam a disciplinar o sujeito desde muito cedo, criando indivíduos que se conformam à normatividade, contribuindo, desta forma, para a continuidade das estruturas de poder vigentes.

Nesta perspectiva, a família nuclear conjugal atua, portanto, como instrumento capitalista na redução do papel do estado e da vida pública, e coloca sobre os ombros dos indivíduos as responsabilidades que deveriam ser coletivas. O conhecido provérbio africano "é preciso uma aldeia para educar uma criança" mostra que a formação de um indivíduo envolve o conjunto da sociedade, individualizar este papel só beneficia as elites econômicas defensoras do estado-mínimo e da redução de direitos.

Mas nem sempre foi assim e não precisa continuar sendo. Há que se propor caminhos diferentes para a relação família × estado que libertem, sobretudo, a mulher, do aprisionamento ao trabalho do cuidado. Como levantou Trotsky (1977):

> O lugar da família como um pequeno empreendimento fechado deveria ser ocupado, de acordo com os planos, por um sistema acabado de assistência social e moradia: maternidades, creches, jardins de infância, escolas, refeitórios sociais, lavanderias sociais, locais para primeiros-socorros, hospitais, sanatórios, organizações atléticas, teatros, cinemas, etc. A absorção completa das funções domésticas da família pelas instituições

da sociedade socialista, unindo todas as gerações em solidariedade e ajuda mútua, trazendo à mulher, e assim, para o casal amoroso, uma libertação real dos grilhões de mil anos.

Antes do surgimento da propriedade privada, as sociedades se organizavam coletivamente, não existiam famílias, as crianças eram criadas pelo grupo social ao qual pertenciam, como uma responsabilidade de todos. As famílias surgiram junto com as propriedades privadas como forma de concentrar as posses do patriarca nas suas mãos e nas de seus descendentes.

Friedrich Engels (1986) considerava o estabelecimento das famílias pelo patriarcado, e o consequente fim do modo de vida matriarcal e do direito materno, como a "derrota histórica do sexo feminino". A consequência disso é uma cultura cada vez menos voltada à coletividade que produz um modo de se relacionar amorosamente cada vez mais individualista.

Ainda é possível encontrar pelo mundo comunidades que se baseiam no modelo matriarcal de organização e que seguem resistindo às pressões de um mundo ao redor que tenta devorá-las sob o pretexto de trazer consigo o progresso que diz faltar a estas comunidades. Mas, nessas mesmas sociedades consideradas atrasadas por alguns, a criminalidade é quase zero, fazendo com que muitas não conheçam palavras como guerra, assassinato e estupro. Não há sequer a necessidade de cadeias nestas localidades. Nelas, a responsabilidade pela educação das crianças geralmente é dividida igualmente entre mulheres e homens. Assim como o poder das decisões políticas, econômicas e sociais também é dividido de maneira justa.

Em Mosuo, comunidade que fica na China, na divisa com Tibete, comandada por mulheres há milhares de anos, não há casamento, e as mulheres podem amar livremente quem quiserem, sem nenhum tipo de julgamento. Lá, as crianças são criadas de forma comunitária e não existe a palavra "marido" ou "pai" em seu vocabulário, já que não importa quem seja o genitor. A criança é cuidada por todos igualmente.

Na comunidade Minangkabau, que fica na Indonésia, a maior comunidade matrilinear do mundo, com mais de 4 milhões de habitantes, as propriedades e heranças são passadas das mães para filhas, que ficam com a responsabilidade de administrar a terra, mas não podem vendê-la, pois, para estas pessoas, a terra é um bem comum que deve ser respeitado e preservado para o proveito de todos.

Na sociedade Aka, que fica em países como Gana e República Democrática do Congo, enquanto as mulheres caçam, cabe aos homens o cuidado dos filhos. Nesta comunidade, a proximidade com as crianças é fundamental. Para eles, as crianças são sinônimo de vida e união. Então, acreditam que poder cuidar delas é motivo de imensa sorte. Por isso, os homens Aka passam cinco vezes mais tempo com seus filhos do que aqueles que integram qualquer outra sociedade no mundo todo. Lá, bater em uma criança, por exemplo, é motivo para o divórcio. Além disso, um dado curioso é que faz parte da sua cultura que eles ofereçam seus mamilos como chupetas para acalmar as crianças, algo improvável de se ver em uma sociedade patriarcal. Não é por menos que os homens Aka têm sido considerados os melhores pais do mundo.

No estado indiano da Meghalaya, há várias comunidades que praticam a matrilinearidade, em um total que passa de 1 milhão de pessoas, e são chamadas de khasis. Nestas sociedades, as mulheres assumem um papel dominante, onde a filha mais jovem da família herda a propriedade ancestral. Quando um casal não tem filhas, eles adotam uma para que possam passar a ela os direitos de propriedade. E a maioria dos negócios são administrados pelas mulheres.

Há diversas sociedades matrilineares no mundo. Ao estudá-las de perto, a conclusão a que se chega é que nas sociedades matriarcais não se verifica a mesma dissimetria de poder que nas sociedades patriarcais, o que mostra que em matriarcados as relações entre seus membros são mais horizontalizadas, independentemente do gênero de cada indivíduo. Nestes matriarcados, a colaboração prevalece à competição; as crianças são tratadas com dignidade e respeito; e a violência é um traço incomum nas suas teias relacionais.

Não podemos enxergar o matriarcado pelas lentes do patriarcado. Pois não se trata do poder de um sobre o outro, como presenciamos na cultura patriarcal, mas de uma forma mais igualitária e justa de organização social, onde o gênero não atua como um instrumento para opressão e violações. Então, da mesma forma que feminismo não é o antônimo do machismo, o matriarcado não é o contrário de patriarcado, está muito além.

Estes exemplos devem servir para materializar a nossa esperança por outras configurações afetivas, que não só são possíveis como necessárias. O que essas realidades têm em comum é o forte senso de comunidade, algo que só é possível em uma sociedade da amizade, uma provocação que vá na contramão daquilo que o filósofo Achille Mbembe (2017) sabiamente chamou de "sociedade da inimizade" e que marca a cultura patriarcal dos nossos tempos: machista, racista, individualista, competitiva, desigual e violenta.

Com isso, a noção de família ganha mais fôlego, podendo incluir vários arranjos possíveis, desde que uma ideia central permaneça: a de resgatá-la pelo viés comunitário e não como um espaço de hierarquização das relações e porta aberta para toda sorte de abusos. Neste contexto, famílias formadas por amigos não são menos família, são uma realidade tanto possível quanto desejável.

Assim, a mesma família, dispositivo de controle e normatização dos corpos, pode tornar-se um *locus* de resistência e transformação social.

16. A amizade feminina é revolução

NOVAS CARTOGRAFIAS DE AFETOS: AMIGAS E A FAMÍLIA POSSÍVEL

Uma pesquisa feita pelo IBGE, referente a 2022, observou que, no Brasil, 81 milhões de pessoas estão solteiras e 63 milhões, casadas (Ziccardi, 2024). O número de solteiros já ultrapassa o de casados também na América do Norte e na Europa, e, até 2030, a estimativa é que haja um aumento de 120 milhões de residências de uma única pessoa, o que corresponde a um aumento de 30% em relação a 2018, segundo a Euromonitor International, empresa global de pesquisa de mercado. O levantamento mostrou que há uma realidade se configurando entre as novas gerações, que não valorizam tanto o casamento como aquelas do passado e estão debatendo e praticando novos formatos de vínculo.

Muitas de nós já foram impactadas por discussões sobre não-monogamia, relacionamentos abertos ou poligamia. Mas, se todos estes termos ainda têm, de certa forma, como referência a conjugalidade, há um termo ainda pouco conhecido que já começa a circular, principalmente entre os jovens: agamia. A palavra que vem do grego *a* ("não" ou "sem") mais *gamos* ("casamento") e representa o desinteresse pelo casamento romântico e também pela parentalidade.

E essa não parece ser mais uma novidade exclusiva da juventude. Uma pesquisa realizada em 2022, pelo Pew Research Center, nos Estados Unidos, apontou que 30% dos adultos estadunidenses com mais de 50 anos estão solteiros (Gelles-Watnick, 2023). A pesquisa mostrou ainda que, apesar de existir preconceito contra quem não está em um relacionamento, sobretudo, nesta fase da vida, a maioria segue sem um par por opção e gosta da solteirice. Os solteiros mais velhos que participaram da entrevista estavam menos inclinados a querer um relacionamento do que os mais jovens, indicando que a satisfação com a solitude tende a aumentar com a idade.

O estudo também revelou que pessoas solteiras acima dos 50 anos são mais propensas a investir em relações de amizades. Para muitas delas, cultivar laços solidários de amizade na velhice tem sido uma estratégia bem-sucedida de enfrentamento à solidão, mais até que os laços familiares em muitos casos, mostrando que, aos poucos, o conceito de família está sendo revisto e ampliado para além das relações conjugais e de parentesco.

Isto já tem sido a realidade de muitas pessoas. Na comunidade LGBTQIAPN+, por exemplo, os amigos ocupam muitas vezes este lugar da família, da solidariedade como sobrevivência diante de uma sociedade ainda extremamente preconceituosa e violenta com aqueles que tem uma orientação sexual e de gênero diferente do que se prega dentro de uma ótica conservadora.

Por esta razão, países como Alemanha já estão produzindo legislação que reconheça a amizade como um tipo de família, para que, com isto, possa garantir proteção legal a pessoas que vivem juntas e dividem funções e responsabilidades, mesmo que não sejam casadas ou tenham algum grau de parentesco entre elas (Whittle, 2024). O governo alemão trata o assunto como uma das maiores reformas do direito de família das últimas décadas. A ideia é que grupos de pessoas que moram juntas possam ter condições de ajudar em uma emergência médica, por exemplo. O exemplo que ilustra a importância desta empreitada legislativa é o de duas mulheres idosas sem maridos e parentes, mas que apoiam uma à outra, formando um laço familiar.

Foi pensando nisso que as amigas Louise, Beverly, Sue e Sandy, mais conhecidas como as "golden girls" (garotas douradas), decidiram morar juntas em uma casa em Port Perry, cidade próxima à Toronto, no Canadá. As quatro, todas acima dos 70 anos, inspiraram uma lei aprovada em 2019, a Lei Golden Girls Act, que busca facilitar a compra de uma propriedade para o compartilhamento do imóvel por pessoas que não sejam da mesma família, o chamado *cohousing*. O projeto de lei sofreu objeções do conselho municipal da cidade, que foram derrubadas porque o próprio código de direitos humanos de Ontario já prevê direitos a outros modelos familiares que não somente os formados por laços conjugais e de sangue (Tavares, 2022).

Cohousing é uma proposta de habitação colaborativa que tem como um dos objetivos reduzir os custos financeiros de seus moradores através da divisão dos custos. E muito mais que isso, pois se inspira em princípios de uma vida comunitária como forma de combater a solidão, problema que já se tornou uma das maiores crises de saúde pública do mundo contemporâneo, fazendo com que governos em todo o mundo tenham que debater políticas públicas que deem conta de apontar soluções para este mal do século.

Por isso, iniciativas como a comunidade inglesa Older Women's Cohousing (OWCH), que reúne mulheres de 50 e 87 anos, tem chamado tanta atenção. Não se trata de mais um condomínio de habitações, mas de um modo de vida colaborativo, que rompe com estereótipos e preconceitos de uma sociedade que ainda pressiona a mulher a cumprir determinados papéis, como o casamento.

Outro caso interessante é o das australianas Samantha e Lauren, ambas na casa dos 20 anos. Melhores amigas, após o término de seus relacionamentos com os pais de seus filhos, decidiram morar juntas e formar uma família, dividindo o cuidado com as crianças. Em entrevista ao jornal *Daily Mail*, Samantha afirma que morar com sua melhor amiga foi uma decisão muito feliz e que deseja inspirar outras mães-solo a se unirem como elas fizeram (Melhores..., 2022).

Em novembro de 2020, as estadunidenses Jay Guercio e Krystle Purificato subiram ao altar vestidas de noiva e juraram cuidar uma da outra "na saúde e na doença". Mas não, elas não se relacionam sexualmente. São amigas. E, apesar de estarem abertas a sair com outras pessoas, decidiram se casar porque queriam ser reconhecidas como uma família jurídica e socialmente. "Queríamos que o mundo soubesse que somos a parceira de vida da outra no mundo e que pudéssemos lidar com as questões jurídicas de maneira apropriada. Somos um casal, uma unidade e parceiras para a vida toda", disse Jay em entrevista ao jornal *New York Times* (Braff, 2021).

A história de amor-amizade entre Jay e Kristile, e estes outros exemplos trazidos aqui, simbolizam a necessidade de normalizarmos outras conexões e estruturas de organização afetiva. Durante muito tempo, o único modelo de família aceito foi o amor romântico monogâmico heterossexual, e isto ainda persiste nos dias de hoje. Mas casos como este das duas amigas mostram que há cada vez mais pessoas rompendo a norma social do casamento tradicional como a única forma de laço possível, principalmente, para as mulheres, que sempre sofreram mais pressão e foram mais estigmatizadas em razão de casamento e maternidade serem uma exigência social.

Precisamos reaprender a viver em comunidade e as mulheres têm muito a contribuir com esse retorno às nossas origens ancestrais que celebram a vida comunitária. E não precisamos ir tão longe para reaprender. Comunidades de resistência, como os quilombos, símbolos da luta que denuncia o sangrento processo de invasão e formação do nosso país, têm muito a nos ensinar. No livro *Mulheres quilombolas: Territórios de existências negras femininas*, há um importante trecho da apresentação escrita pela organizadora Selma dos Santos Dealdina (2020), que destaco aqui:

> Aprendemos com nossos ancestrais a lutar pela garantia dos nossos territórios, a viver em coletividade, cuidando da terra, da água, das pessoas que no quilombo vivem, guardando os conhecimentos ancestrais. A prendemos a lidar com as plantas medicinais, a produzir e manter a cultura e a tradição quilombola, mas também a fazer o enfrentamento ao racismo, que em pleno século XXI precisamos denunciar, numa sociedade que viola os corpos negros, que não titula os territórios quilombolas. Vivemos numa reflexão mútua em aprender e ensinar sobre nosso modo de viver e fazendo com que a sociedade conheça a história do Brasil. Para isso, precisam saber que ainda existem sim, quilombos neste país.

Os quilombos, além de espaços que contam a história de resistência do povo negro contra o colonialismo racista e opressor, são territórios que nos ensinam a viver de forma solidária uns com os outros, onde as mulheres têm um papel fundamental na gestão dessas comunidades que são símbolos de subversão contra um sistema que nos educa para competir e tratar o diferente como uma ameaça a ser extinta.

Viver em comunidade nos fortalece como indivíduos, sobretudo as mulheres, que foram criadas para cuidarem do outro, mas não para serem cuidadas. Para nós, mulheres, a reinvenção da vida comunitária é mais que opção por um modo de vida, é transgressor frente a um sistema que nos individualiza para nos enfraquecer. É como disse Sobonfu Somé (2007):

> A comunidade é o espírito, a luz guia da tribo; é onde as pessoas se reúnem para realizar um objetivo específico, para ajudar os outros a realizarem seu propósito e para cuidar umas das outras. O objetivo da comunidade é assegurar que cada membro seja ouvido e consiga contribuir com os dons que trouxe ao mundo, da forma apropriada. Sem essa doação a comunidade morre. E sem a comunidade, o indivíduo fica sem espaço para contribuir. A comunidade é a base na qual as pessoas vão compartilhar seus dons e recebem dádivas dos outros. Quando você não tem uma comunidade, não é ouvido; não tem lugar que possa ir e sentir que realmente pertencente a ele; não tem pessoas para afirmar quem você é e ajudá-lo a expressar seus dons.

Como Julieta Paredes, militante feminista decolonial e escritora, propõe, precisamos resgatar a ideia de um feminismo comunitário, que não seja estruturada com base na noção de direitos individuais, na linha do capitalismo individualista, mas a partir de um olhar coletivo de identidade comum que evoca a ancestralidade e seu alinhamento a um modo de vida que recusa a binaridade de gênero como oposição para abraçar a ideia de complementaridade, tanto entre feminino e masculino, quanto da raça humana à natureza. E alinhado ao conceito "sumak kawsay", oriundo da língua Quechua e que significa "bem-viver", um modo de vida organizativo dos povos autóctones da América Latina com raízes profundas em tradições e filosofias indígenas andinas, em especial dos povos Quechua e Aymara. E, que se configura em torno de práticas de bem-estar coletivo que espelham um ideal em que predominam relações de reciprocidade que perpassam todas as relações sociais no âmbito da comunidade.

Esta visão está alinhada a uma proposta de descolonização do pensamento que rejeita as imposições culturais e ideológicas do ocidente e reafirma o valor das tradições e visões de mundo indígenas como alternativa revolucionária ao modo de vida dominante impulsionado pelo capitalismo patriarcal globalizado e predatório. Cria uma relação memória-horizonte que permite a criação de novos modelos de socialização que promovam a construção de comunidades afetivas.

As comunidades afetivas foram essenciais para os movimentos pelos direitos civis e pelos direitos das mulheres, principalmente, as mulheres negras, proporcionando um espaço para a organização e a resistência coletiva. Comunidades de cuidado oferecem espaços seguros onde as mulheres podem expressar suas experiências e sentimentos sem medo de julgamento. Esses espaços são essenciais para a recuperação e o empoderamento, permitindo que as mulheres se reconectem com suas próprias forças e capacidades. Funcionam como uma forma de resistência ao fornecer às mulheres as ferramentas emocionais e sociais necessárias para enfrentar a discriminação e a opressão. Essas comunidades não são apenas espaços de apoio, mas também de ação política.

17. Sociedade da inimizade

"A identidade política moderna é frequentemente construída em oposição a um inimigo real ou imaginário, onde a existência do outro é vista como uma ameaça à nossa própria". Esta passagem está no livro *Política da inimizade* (2017), onde o filósofo camaronês Achille Mbembe propõe que a sociedade ocidental contemporânea é a sociedade da inimizade, caracterizada pela contínua e constante produção de inimigos, onde o "outro" é construído estrategicamente como uma ameaça porque isso faz com que se justifique a exclusão, o controle e a violência contra este "outro", geralmente em nome da proteção do Olimpo ocupado pela elite.

A organização política da sociedade contemporânea capitalista e patriarcal faz da inimizade uma lógica central de governança. Ao mesmo tempo em que nos separa enquanto humanidade, a inimizade cria coesão interna e mobilização de um contingente enorme de indivíduos contra aquilo que acreditam ser uma ameaça comum. Isso significa que, ao invés do amor, são o ódio e o medo os afetos que têm mantido tantos de nós coesos nestes tempos estranhos. Segundo

Mbembe (2017), "com a ajuda da necessidade de mistérios e o regresso do espírito de cruzada, vive-se num tempo mais dado a dispositivos paranoicos, à violência histérica, aos processos de aniquilação de todos aqueles que a democracia tem transformado em inimigos do Estado".

O crescimento da extrema-direita no Brasil e no mundo se deve às suas pautas de ataque aos LGBTQIAPN+, às mulheres, aos negros, aos imigrantes, aos praticantes de religiões de matriz africana. Sob a narrativa de que estão enfrentando uma cruzada em nome da família, dos valores e dos "cidadãos de bem", criam narrativas políticas que só se sustentam através da hostilidade e da exclusão, do ódio e do medo, como forma de arregimentar um exército de indivíduos perdidos diante do desamparo da vida em uma sociedade cada dia mais individualista. Neste sentido, a sociedade contemporânea, estruturada em torno da inimizade, faz da violência não uma ruptura da ordem social, mas, ao contrário, uma forma de manter intacta esta mesma ordem social, excluindo todos aqueles que são considerados uma ameaça a ela.

Nós vivemos hoje, segundo Mbembe (2017), sob a égide da necropolítica, que se sustenta sob o desejo de viver sem aquele que não é um semelhante, desejo este que nos leva a um estado de vigília permanente, paranoico, baseado no fundamentalismo de uma fé inquestionável com o intuito de aplacar o medo daquilo que não se controla, um estado de exceção que não permite espaço para o contraditório, a dúvida, o diferente. Com isso, a sociedade da inimizade está fadada a se autodestruir, pois é, em essência, autofágica.

Na sociedade da inimizade o dessemelhante é resumido à condição desumanizante de objeto, reduzido à sua cor ou ao seu gênero, por exemplo. Mas, como nos lembra Chimamanda Ngozi Adichie (2019), cada ser humano é uma história e "histórias importam. Muitas histórias importam. Histórias têm sido usadas para expropriar e ressaltar o mal. Mas histórias podem também ser usadas para capacitar e humanizar. Histórias podem destruir a dignidade de um povo, mas histórias também podem reparar essa dignidade perdida".

Antes, é necessário resgatarmos o direito de cada uma e cada um de nós em poder contar nossa própria história, pois esse direito nos foi roubado, como diz Chimamanda (2019):

> É impossível falar sobre única história sem falar sobre poder. Há uma palavra, uma palavra da tribo Igbo, que eu lembro sempre que penso sobre as estruturas de poder do mundo, e a palavra é "nkali". É um substantivo que livremente se traduz: "ser maior do que o outro". Como nossos mundos econômico e político, histórias também são definidas pelo princípio do "nkali". Como são contadas, quem as conta, quando e quantas histórias são contadas, tudo realmente depende do poder.

Precisamos recusar o fatalismo melancólico que nos joga no abismo de um pessimismo catastrófico em relação ao futuro na sociedade da inimizade. Isto exige um esforço consciente e contínuo para redefinir as nossas relações sociais, políticas e econômicas, promovendo um horizonte onde a amizade deve ser o pilar da vida humana. Pois, construir uma sociedade da amizade no lugar desta que aí está é a única forma possível de resistir ao avanço do fascismo e da barbárie.

18. Por uma política da amizade

Com a chegada da modernidade, no século XIX, e suas mudanças políticas e econômicas, a amizade, símbolo de virtude e base importante das relações sociais na Antiguidade, foi, como disse Francisco Ortega, em *Genealogias da amizade* (2002), "(...) progressivamente desaparecendo do espaço público, deslocando-se cada vez mais para a esfera privada e doméstica, e sendo posteriormente integrada à família nuclear". Isto porque a amizade representaria uma ameaça ao projeto em curso de homogeneização da sociedade que visava exercer o controle anímico sobre a vida dos indivíduos.

Tudo o que não fosse passível de normatização era marginalizado e um exemplo disso é a loucura. Antes da modernidade, os loucos eram tidos como sábios e místicos. Na Grécia Antiga, os oráculos, como o Oráculo de Delfos, eram figuras centrais na vida religiosa e política. As sacerdotisas píticas, que entravam em estados de transe induzidos por substâncias naturais, eram consultadas por líderes e cidadãos comuns em busca de orientação divina. Sócrates frequentemente falava de um "daimonion", uma voz interior ou espírito guia que o aconselhava. Embora isso pudesse ser interpretado como um sinal de loucura, na Grécia Antiga, era tratado como uma manifestação de sabedoria divina. Na tradição judaico-cristã, muitos profetas bíblicos exibiam comportamentos que, em outro contexto, poderiam ser vistos como sinais de loucura também. Profetas como Ezequiel e Jeremias tinham visões e ouviam vozes divinas, transmitindo mensagens que moldaram a fé e as práticas religiosas de suas comunidades.

Mas no século XIX isto mudou radicalmente, a psiquiatria passou a atuar como dispositivo de controle, servindo para definir o que era considerado normal e o que era patológico. Aqueles que não se conformavam às normas eram submetidos a tratamentos coercitivos como forma de se adequarem ao único padrão aceito pela sociedade da época. Hospitais psiquiátricos começaram a emergir tal qual prisões para manter à margem aqueles que não se sujeitavam. A loucura passou de sabedoria à doença.

Apesar de menos duro e radical, o caminho da depreciação da amizade foi parecido: passou de virtude máxima a um papel bem menor diante do ideal de amor romântico e da família conjugal. O objetivo de homogeneizar as relações humanas para controlá-las era o mesmo. Assim, foi dado início a um processo de despolitização das amizades.

A amizade pressupõe uma liberdade no agir e no falar que as estruturas hierárquicas da família conjugal não permitem, logo, é menos passível de controle. A amizade possibilita o exercício livre e plural do diálogo, o que nos permite ver a realidade pelos olhos do outro, do diferente; é porta para a criação de novos cenários possíveis de existir, fundada no respeito às diferenças.

As relações familiares estão normalmente limitadas ao exercício da autoridade de uns sobre outros. Nas relações de amizade, este modelo hierarquizante não faz parte da sua estrutura de funcionamento. Então, estas relações atuam de forma mais horizontalizada, o que possibilita o exercício das diferenças e o processo de transformação pessoal e coletivo a partir da possibilidade de troca real entre diferentes visões de mundo.

Essa horizontalidade nas relações de amizade é o que faz dela uma práxis política por meio da qual podemos costurar redes de coletividade capazes de superar as desigualdades que marcam a vida das mulheres, das pessoas negras e de todas as outras existências que precisam lutar para sobreviver em uma realidade que constantemente objetifica e ameaça seus corpos.

O processo, tanto sutil quanto brutal, de despolitização da amizade precisa ser abalado de algum modo para fazê-la voltar a ser um modo de existir e uma prática política. Politizar a amizade está na ordem do dia.

19. A amizade como um "cuidar de si e do mundo"

"Autocuidado" é um termo que temos escutado bastante hoje em dia, sobretudo, nas propagandas de *skincare* para mulheres. Mas a sua origem é mais antiga e tem um significado bem diferente. O conceito de autocuidado foi cunhado pela primeira vez em 1988 pela escritora, poeta e feminista americana-caribenha Audre Lorde, quando escreveu no epílogo de seu livro *A Burst of Light and Other Essays* (1988): "Cuidar de mim mesma não é autoindulgência, é autopreservação, um ato de luta política".

Nós, mulheres, crescemos como máquinas de cuidar do outro, mas não aprendemos a priorizar o cuidado conosco, pelo contrário. Por muito tempo, o autocuidado nos soou egoísta ou até mesmo impossível diante das tantas responsabilidades de cuidado que a vida nos impõe. Por muito tempo, silenciamos nossos sonhos e existências em nome das exigências do outro. Mas e nós? Quem cuida de nós?

Por isso, quando cunhou o autocuidado como um ato de luta política, Lorde quis dizer que cuidar de si precisa ser muito mais que uma pequena pausa para descanso das inúmeras tarefas impostas à mulher ou uma desculpa do mercado cosmético para vender cremes antirrugas. Cuidar de si envolve o exercício amoroso de nos enxergarmos, escutarmos e respeitarmos nossos limites, assim como bancarmos nossos desejos.

"Para conhecermos o amor, primeiro precisamos aprender a responder às nossas necessidades emocionais", diz bell hooks (2006, p. 6). Muito foi ensinado às mulheres sobre o amor, muito é exigido das mulheres em relação ao amor, a diferença entre nós e os homens nesse quesito é que, enquanto os homens foram ensinados desde cedo a amarem a si, as mulheres desde sempre foram ensinadas a amar os homens no lugar de si mesmas.

Neste sentido, ter amigas faz parte do cuidado de si, pois assegura à mulher, através do processo de fala e escuta, traçar os caminhos de construção da sua subjetividade, o que lhe permitirá ressignificar a realidade à sua volta e a própria ideia que tem de si mesma. Disse Espinosa (2008) que "o corpo humano pode ser afetado de muitas maneiras, pelas quais sua potência de agir é aumentada ou diminuída, enquanto outras não tornam sua potência de agir nem maior nem menor". A amizade torna maior a nossa potência de agir.

Não é por acaso que uma das primeiras coisas que um abusador faz em um relacionamento abusivo é tentar afastar a mulher de suas amigas. O abusador sabe que, na maior parte das vezes, é através delas que a mulher poderá tomar consciência não só do abuso, mas de seu valor, já que muitas mulheres se mantêm em uma relação abusiva em função de uma construção psíquica que historicamente lhe coloca na posição de objeto do sadismo alheio.

"O que faz com que nessas guerras absurdas, grotescas, nesses massacres infernais, que as pessoas, apesar de tudo, tenham se sustentado? Sem dúvida, um tecido afetivo", disse Foucault (2006), para quem o estudo da amizade deveria estar na ordem do dia, assim como foi com o estudo da história da sexualidade, considerando que "a amizade é inteiramente da ordem do cuidado de si e que é pelo cuidado de si que se deve ter amigos". Para Foucault (1988), apesar de a sociedade estar repleta de dispositivos de controle dos nossos corpos, é através do cuidado de si que os indivíduos podem romper com esses mecanismos de dominação.

É a partir dos encontros que nos constituímos, nos conhecemos e nos transformamos. E a amizade se estabelece a partir do princípio da reciprocidade. Diferentemente de outras relações que pressupõem uma hierarquização das posições, na amizade não há hierarquia, está mais para uma arte da interação, uma dança que precisa fluir em um ritmo conjunto.

Ter amigas, além de agregar prazer à vida, é a maneira como construímos nossa subjetividade por meio de laços que nos integram ao mundo em vez de nos aprisionar, permitindo um olhar novo sobre nós e o outro. A amizade é uma convocação à liberdade, ela é livre das convenções impostas pela religião e pela família tradicional, não se prende a regras ou dogmas. É o caminho para pensarmos novas sociabilidades.

E o prazer proporcionado por ela também é diferente daquele imediatista da sociedade de consumo, é o prazer de estar presente, do contato, da troca.

É a amizade o avesso da solidão e não o amor romântico, como sempre nos fizeram acreditar. O sistema capitalista, assim como os regimes totalitários, são a representação maior deste mundo repleto de almas solitárias em que vivemos. Quando o discurso dominante caminha no sentido de que o atual problema da solidão é resultante de uma vida em que não se vive em par romântico, também passamos a acreditar que a solidão é sinônimo de um fracasso individual. No entanto, solidão é o retrato do empobrecimento das nossas relações no mundo contemporâneo espelhado no consumo de tudo e todos. Individualizam, portanto, um problema que é coletivo e cuja resposta a ele assim também deve ser.

A solidão é um mal do século, consequência de uma sociedade de consumo que estimula a competitividade e a desconfiança entre as pessoas, um mundo que nos desampara e que produz o ódio e a indiferença no lugar do amor. Para este sistema, quanto mais isolados vivemos, melhor, considerando que o isolamento impede que nos mobilizemos em busca de uma realidade diferente da atual. Por isso, esse investimento no discurso do amor romântico como o mais importante tecido social, excluindo a amizade como forma igualmente importante de organização afetiva. A ideia é limitar os afetos à esfera do privado, individualizando os laços e reduzindo cada vez mais o espaço do afeto coletivo como universo de troca. A solidão, portanto, é estrategicamente organizada sob a lógica de um *apartheid* social, como forma de alimentar este sistema que se sustenta justamente da divisão entre nós, criando cada vez mais barreiras à nossa sociabilidade, principalmente, à das mulheres, que têm seus espaços de socialização ainda mais reduzidos devido às inúmeras tarefas diárias despejadas sobre o gênero feminino.

Neste mundo do "cada um por si", a amizade, no entanto, vai muito além de ser um alento e uma companhia em dias solitários, ela permite que rompamos com a lógica atual, que trata o outro como uma ameaça, para costurar vínculos empáticos capazes de nos fazer sentir mais seguras e acolhidas frente ao medo do desamparo intrínseco ao nosso modo de vida. Ela permite que afetemos e sejamos afetadas por quem somos e não pela forma utilitária como somos tratadas pela sociedade patriarcal capitalista, que, como disse Hannah

Arendt, em *A condição humana* (2014), nos transforma em animais *laborans*, cuja principal função na vida é o trabalho como esforço contínuo de nos mantermos vivas.

A amizade feminina é mais que um passatempo, ela é rede de apoio que fortalece a capacidade de cada mulher de se localizar no mundo, de resistir. Precisamos de comunidades de cuidado, especialmente entre mulheres, como uma forma vital de resistência contra as estruturas patriarcais.

O cuidado aqui toma uma outra direção em relação à mulher, não mais como uma função social que a coloca em segundo plano em relação a si mesma, que a anula como sujeito. E o ato de cuidar, de apoiar e de estar presente para outras mulheres se apresenta como uma forma de subverter as normas patriarcais que frequentemente isolam e dividem as mulheres. Para uma verdadeira ética do cuidado, é preciso que a mulher reproduza esta ética consigo mesma. Cuidar de si é também cuidar do mundo.

20. Quando até o direito à amizade é negado às mulheres

Amizades longas e profundas são o lugar onde muitas mulheres conhecem o amor duradouro.

bell hooks

Na tradição filosófica ocidental, a amizade sempre foi tratada como "coisa de homem", uma virtude moral que exige honra e lealdade de quem a pratica, algo somente possível ao gênero masculino, considerando que as mulheres só se interessariam mesmo é pelo amor romântico e sempre estariam em disputa com outras pela atenção masculina. Como disse o filósofo alemão, Arthur Schopenhauer, "a amizade entre mulheres é apenas uma trégua na guerra eterna de rivalidade".

Em *Ética a Nicômaco* (2001, originalmente entre 335 a.C. e 323 a.C.), Aristóteles disserta sobre a inferioridade racional e moral das mulheres: "A relação entre o homem e a mulher é por natureza uma relação entre o superior e o inferior, entre o que comanda e o que obedece". E, como defendia que a amizade só poderia coexistir entre indivíduos igualmente virtuosos, o filósofo concluiu que as mulheres, sendo menos virtuosas, não eram plenamente capazes de formar uma amizade verdadeira.

Nosso imaginário social vem sendo moldado ao longo de séculos por esta perspectiva misógina a respeito da existência feminina. Um estudo realizado pela Universidade de Copenhagen, por meio do uso da inteligência artificial, analisou como mais de 3,5 milhões de livros, escritos entre 1900 e 2008, retrataram personagens femininas e masculinas (Woman..., 2019). O resultado mostra que os homens são descritos principalmente pelas suas características morais, tendo como adjetivos principais palavras como "justo", "racional", "prodigioso" e "honrado". Já as mulheres são majoritariamente representadas através de seus atributos físicos: "bonita", "amável", "casta" e "fértil".

Não posso dizer que estou surpresa com esta revelação, pois não chega a ser uma novidade. Estamos em 2024 e ainda não conseguimos virar essa página repleta de misoginia. Mas estudos como esse são importantes para colocar o óbvio bem na nossa frente, materializando aquilo que vem sendo reproduzido ao longo de séculos de dominação impetrada através do discurso patriarcal que modela nossas subjetividades. Então, não deixemos de dizer o óbvio, pelo contrário, falemos sobre ele para que sejamos capazes de criar diferentes representações psíquicas que, por consequência, alimentem a produção de novas simbolizações.

De certa forma, o *modus operandi* social ocidental retirou das mulheres até o seu direito de produzir laços de afeto para além do universo conjugal e familiar, dando aos homens o espaço público das redes de interações e aprisionando a mulher ao ambiente doméstico. O discurso dominante é o seguinte: se está solteira é uma rival, se está casada está assoberbada com a gestão da família, logo, não tem tempo para se dedicar à construção de outros vínculos afetivos considerados secundários.

Na obra *Politics of Friendship* [*Políticas da amizade*] (1997), Jacques Derrida mostra como a filosofia ocidental concebeu historicamente a amizade, destacando a dominância das relações masculinas. E, um ponto muito importante que o filósofo destaca é a questão da alteridade. A amizade prescinde do reconhecimento do outro, "eu te enxergo", "te reconheço como a mim mesmo", "te valorizo". Dessa maneira, retratada como um ser amoral e incapaz de certas virtudes que só estão presentes nos homens, como a lealdade e solidariedade para além do universo conjugal, as mulheres ficam impossibilitadas de se reconhecerem umas nas outras, de se admirarem mutuamente e de, com isso, produzirem novas subjetivações a partir desse encontro com a alteridade.

Se é na interação com o outro que nos constituímos enquanto sujeito, a nossa subjetividade está em constante processo de modulação, conforme estas interações vão se dando ao longo da vida. Logo, se a cultura afirma que amizades femininas não são reais, qualquer interação que se faça a partir daí já estará envenenada por signos de linguagem que marcam a maneira como enxergamos estas outras mulheres e a nós mesmas.

O reconhecimento social da capacidade das mulheres para a amizade seria dar munição para que estas se fortaleçam a tal ponto de estremecer o poder falocêntrico dominante da nossa cultura. Reconhecer a amizade entre mulheres é, portanto, parte de um movimento mais amplo para desconstruir as desigualdades perpetuadas pelas tradições filosóficas e sociais pautadas pelo patriarcado, formando a possibilidade de novas e revolucionárias tecituras de afetos que rompam com as injustiças de gênero e ofereçam modalidades de interação mais igualitárias.

21. Amizade e as diferenças entre gêneros

Immanuel Kant afirmou que "as mulheres podem ter amizade, mas apenas no sentido em que as crianças têm (...)", pois, "(...) elas são inconstantes e não podem manter um relacionamento duradouro de amizade". Mas não é isso o que diz a realidade, as pesquisas, aliás, vão na contramão desta tese e mostram o contrário. Mulheres costumam formar laços mais profundos e duradouros que os homens e tendem a manter as mesmas amigas e amigos ao longo de toda a vida. Um estudo realizado pela Universidade de Manchester (Amizade..., 2007), que analisou os dados de dez mil pessoas que participaram do British Household Panel Survey, um censo residencial que analisa mudanças sociais e econômicas de indivíduos na Grã-Bretanha, corrobora com esta tese e afirma que, enquanto as mulheres tendem a manter relações mais estáveis e duradouras, as amizades masculinas tendem a ser mais eventuais e formadas em tornos de atividades, como esportes, hobbies, projetos.

As relações femininas de amizade são, em geral, mais viscerais e românticas do que as masculinas. E quando falo em romantismo não estou entrando no campo do romantismo sexualizado, tal qual o amor romântico conjugal. Falo de um outro tipo de romantismo, do que se pode perceber como uma troca agonística entre duas ou mais existências que se tornam una tantas vezes ao ajudar umas às outras a carregar o peso de um mundo que nos devora vivas e cospe de volta, para então começar tudo outra vez.

Lillian Faderman, autora do livro *Surpassing the Love of Men: Romantic Friendship and Love Between Women from the Renaissance to the Present* [*Superando o amor dos homens: Amizade romântica e amor entre mulheres do Renascimento ao presente*] (1981), conta, no prefácio da obra, que começou sua pesquisa com o objetivo de investigar casos históricos de relações lésbicas. No entanto, ao aprofundar-se mais no tema, ela descobriu um modo de se relacionar muito rico e repleto de entrega entre as mulheres e que não dizia respeito necessariamente ao encontro erótico-sexual. A riqueza dessas relações frequentemente incluía elementos do que hoje consideraríamos amor romântico, eram laços profundos e íntimos, para além de uma materialidade que enxerga o amor de maneira dicotômica e erotizada. Com isso, o livro de Lilian passou a focar na história da amizade feminina como forma de destacar esse enlaçamento tão transcendental que é, ao mesmo tempo, uma forma de ancoramento existencial e enfrentamento de um mundo hostil.

Isso mostra que, em geral, as mulheres tendem a formar redes de apoio que ajudam a enfrentar desafios e a fornecer suporte em tempos difíceis. E, além disso, têm o exercício da comunicação como instrumento central na construção e manutenção destas redes. Desta forma, a amizade feminina assume o papel de suporte social em meio a um mundo cada vez mais agressivo.

Já as amizades masculinas são, na maior parte, mais estruturadas em torno de expectativas rígidas sobre como os homens devem se comportar, frequentemente desencorajando a expressão de vulnerabilidade e sensibilidade, características atribuídas pela nossa cultura às mulheres. A amizade masculina se consolida, em boa parte, sob signos de hierarquia e competitividade. A cultura patriarcal faz com que os homens muitas vezes formem grupos com base em *status* ou conquistas, e, na maioria das vezes, são as dinâmicas de poder que influenciam essas relações.

A amizade entre Ernest Hemingway e F. Scott Fitzgerald é um exemplo da dinâmica que permeia parte das interações masculinas e que rejeita e ataca qualquer traço de sensibilidade, como se isto fosse uma confissão de fraqueza e submissão. Hemingway e Fitzgerald se conheceram em Paris, em 1925, durante a chamada "Era do Jazz". Ícones literários, Hemingway, conhecido por seu estilo de escrita conciso e viril, e Fitzgerald, famoso por sua prosa lírica e seus retratos da alta sociedade, construíram uma amizade intensa e bastante tumultuada.

Fitzgerald admirava profundamente Hemingway e procurava sua aprovação, como um aluno e seu mestre. Fitzgerald, inclusive, ajudou Hemingway a conseguir um contrato com a editora Scribner's, demonstrando sua amizade. Mas, apesar disso, Hemingway frequentemente criticava Fitzgerald, tanto em conversas pessoais quanto em suas obras. Ele ridicularizava o que acreditava ser insegurança de Fitzgerald e dependência emocional, especialmente em relação à sua companheira, Zelda.

Hemingway desprezava qualquer traço que considerava "feminino" em Fitzgerald, como sua sensibilidade, enquanto se orgulhava de sua imagem de macho alfa, ex-soldado e amante dos esportes e da aventura. Um dos episódios mais notórios ocorreu no Hotel Dingo, em Paris, onde Hemingway alegadamente tentou humilhar Fitzgerald comentando sobre o tamanho de seu pênis. Este evento ilustra a maneira como Hemingway atacava a masculinidade do amigo, pondo luz sobre suas próprias inseguranças.

A dinâmica entre Hemingway e Fitzgerald é um exemplo clássico de como o machismo pode corroer as relações de afeto entre homens heterossexuais e impedir qualquer expressão de sensibilidade que os aproxime do sexo feminino. Estes homens amam e admiram outros homens, mas têm medo de comparações com o sexo feminino. Por isso, encontram dificuldades em expressar vulnerabilidade dentro das suas amizades. E essa dificuldade em estabelecer uma comunicação íntima acaba se tornando uma fonte de angústia extrema sem vias de escape através da linguagem, o que pode resultar em uma sintomatologia que caminha entre a agressividade e a depressão, a violência e, muitas vezes, o suicídio, que é maior entre os homens, na maior parte do mundo, justamente pela incapacidade de darem vazão ao que é da ordem do sensível. Tanto é que, de acordo com a Organização Pan-Americana de Saúde (OPAS), cerca de 79% das mortes por suicídio nas Américas ocorre entre os homens (Novo..., 2023).

Como mulheres, sofremos na pele e na alma as consequências do patriarcado. E, como acabamos de ver, o machismo mata também os homens. A noção de masculinidade disseminada em nossa sociedade tem funcionado como um verdadeiro caldeirão de adoecimento psíquico e de violência tão simbólica quanto real. Por isso, tão fundamental quanto aprender matemática é a educação emocional desde a infância, de maneira que possa ajudar os meninos a desenvolverem habilidades para expressar suas emoções de forma saudável. Ensinar a importância da vulnerabilidade e da empatia pode desafiar as dinâmicas adoecedoras deste modelo atual de masculinidade.

Quando é livre para ser exercida como práxis política, a amizade é capaz não só de mudar a nossa própria existência como a do mundo à nossa volta. Espelhemo-nos, então, em Maya Angelou e Toni Morrison, duas figuras extraordinárias na literatura afro-americana e na cultura mundial. A amizade entre elas é a prova da força descomunal que tem este encontro com o sensível, nosso com o do outro. Elas reconheciam e admiravam o talento uma da outra, e essa admiração mútua provavelmente alimentou suas próprias ambições literárias e criativas. Essa amizade não apenas influenciou suas importantíssimas carreiras literárias, mas também proporcionou apoio emocional e intelectual em um mundo tão desafiador para escritoras negras. Suas vozes distintas, mas complementares, contribuíram para o rico panorama da literatura afro-americana e para a representação da experiência negra na literatura global.

A amizade entre Maya Angelou e Toni Morrison foi uma força unificadora que fortaleceu não apenas suas próprias jornadas pessoais e profissionais, mas também enriqueceu o universo da literatura. Suas vozes continuam a ressoar e a inspirar leitoras e escritoras em todo o mundo. O que reforça que precisamos refazer os passos da amizade feminina na história, mostrando que, diferentemente do que nos foi passado, os laços entre mulheres há muito nos ensinam valores como cooperação e solidariedade no lugar de competição e individualismo.

22. Por uma pedagogia da amizade

Na Grécia Antiga havia algo chamado "heteria", uma espécie de associação que reunia amigos, todos homens. Nas palavras de Francisco Ortega (2002) tratava-se de "uma relação política de camaradagem militar, uma fraternidade em armas, um 'clube político', no qual os homens da mesma idade e camada social ingressavam na juventude e ficavam até à velhice".

Historicamente, os homens têm se reunido em confrarias e sociedades para proteção de seus interesses comuns, e promoção de seus objetivos políticos, religiosos ou econômicos. As confrarias ofereciam redes de apoio onde os homens podiam compartilhar recursos, obter ajuda em tempos de necessidade e fortalecer os laços sociais. Estas redes eram, e ainda são, importantes para a sobrevivência e o sucesso individual e coletivo destes homens. Isto sempre foi algo muito bem-visto e até mesmo bastante estimulado na nossa cultura.

Já no que diz respeito às mulheres as coisas são um pouco diferentes. As mulheres sempre enfrentaram diferentes barreiras e contextos sociais que dificultaram sua participação em coletivos. Historicamente, as normas patriarcais relegaram às mulheres o espaço doméstico, limitando seu acesso a espaços de socialização.

Mas, assim como essas associações são estratégicas à existência masculina, também o são para as mulheres. Por isso, cada vez mais precisamos enxergar as amizades femininas como verdadeiras confrarias onde mulheres possam se unificar em torno da proteção de seus interesses, como *locus* de apoio recíproco que potencialize o viver de cada mulher. Para isso, precisamos antes enxergar a amizade feminina como algo realmente estratégico à nossa existência, de forma que possamos produzir um verdadeiro investimento afetivo no ato de fazer e manter nossas amizades. Sim, precisamos investir nas nossas amizades assim como fazemos em nossos relacionamentos amorosos, com tempo, escuta ativa, com disposição afetiva e comprometimento ético.

Ao explorar a condição das mulheres escritoras ao longo da história, Virginia Woolf (2014) disserta sobre a necessidade de um teto, espaço literal e figurativo para a criação intelectual e artística das mulheres. Woolf argumenta que para uma mulher escrever (estendo isso às diversas outras áreas de atuação), ela precisa de dinheiro e um espaço próprio. Sem essas condições básicas, a criatividade e a produção intelectual são severamente limitadas. Portanto, o "teto" que a autora defende é principalmente um espaço simbólico onde as mulheres podem se encontrar, discutir ideias e inspirar umas às outras, sugerindo que devem se apoiar na busca por independência e reconhecimento. A solidariedade entre mulheres é fundamental para a nossa emancipação e realização pessoal e coletiva.

A prática da amizade é diária, prescinde de presença, de real interesse em trocar, de disposição afetiva para construir e seguir a relação com o outro. A amizade feminina, mais que isso, é essencial no processo de cura coletiva das feridas que toda mulher carrega apenas por ser mulher. Se muitas mulheres se sentem perdidas em seus relacionamentos românticos, é na amizade com outras mulheres que muitas encontram novos caminhos para percorrer.

Por isso, a amizade não pode ficar relegada a um lugar menor na hierarquia dos nossos afetos. Amigas são essenciais para a construção da nossa identidade em um mundo que apaga as nossas existências; são quem nos impulsiona a irmos em busca dos nossos desejos, quem apazigua nossas dores mais profundas.

Assim, penso que deveria existir uma pedagogia da amizade, que ensinasse a todas as crianças, sobretudo, as meninas, sobre o poder da amizade em nossas vidas e a importância de a destacarmos no rol dos nossos afetos.

23. Mas, afinal, a amizade feminina é o novo amor romântico?

> *Na vocação para a vida está incluído o amor, inútil disfarçar, amamos a vida. E lutamos por ela dentro e fora de nós mesmos. Principalmente fora, que é preciso peito de ferro para enfrentar essa luta na qual entra não só o fervor mas uma certa dose de cólera, fervor e cólera. Não cortaremos os pulsos, ao contrário, costuraremos com linha dupla todas as feridas abertas.*
>
> Lygia Fagundes Telles

Ainda temos um longo caminho a percorrer na elaboração do luto pelo amor romântico. Toda a nossa formação psíquica passa pelo bombardeamento da ideia de amor a partir dos signos do amor romântico. Logo, desmistificá-lo não é fácil, pelo contrário, é difícil, doloroso até. Estamos tão apegadas à sensação de que o amor romântico é parte intrínseca de nós que demoramos para confrontá-lo, talvez pelo medo do vazio incomensurável que pode tomar conta de nós. Afinal, é algo de nós sendo extirpado das nossas veias emocionais.

O amor romântico alimentou a fantasia da mulher durante muito tempo. Do que poderemos nos alimentar, então, na sua ausência? Também de amor, mas de um que seja construído sob os pilares da liberdade e da igualdade, um amor que nos impulsione e nos desafie a extrair de nós a nossa melhor versão a cada dia. Um amor sem amarras e nem ilusões que nos aprisionam a uma busca obsessiva e inglória pela ideia de felicidade atrelada a um par, como espécie de prêmio por bom comportamento, onde se lê: renunciar a si própria.

Vivemos sob a égide de verdadeiras "guerras de subjetividade", como disse Guattari (1985). Portanto, desvelar o amor romântico tem uma importância fundamental para nós, mulheres, já que essa narrativa sobre o que é amor, que vigorou por tanto tempo, foi o que nos manteve aprisionadas ao desejo do outro, sem que conseguíssemos nos enxergar como completas, como um quebra-cabeça a ser preenchido por peças previamente pensadas para nós.

Então, se me perguntam se a amizade feminina é o novo amor romântico, digo que não. A amizade feminina não é uma substituta do amor romântico, ela é aquela que nos revela que o amor é muito mais do que este que sempre foi vendido para nós como o único caminho possível para a felicidade — até porque a realidade tem se mostrado bem diferente, casamento e felicidade nem sempre tem sido uma união tão estável assim para muitas mulheres.

A amizade feminina é caminho para que nos libertemos deste modo de relacionamento criado para atar a mulher aos interesses políticos e econômicos da cultura capitalista e patriarcal. É a amizade feminina quem nos ensina sobre o amor, um amor que é revolucionário, pois nos convoca a nos amarmos antes de estarmos dispostas a amar o outro. É através da amizade com outras mulheres que reconhecemos a nós mesmas e o mundo à nossa volta. E, através da costura desses afetos, vamos também criando o mundo em que queremos viver.

Como disse a filósofa Sandra Harding, as "mulheres são agora o grupo revolucionário da história" (1981). E, nestes tempos em que muitos homens estão perdidos, buscando amparo para seus medos em movimentos conservadores que tentam frear os avanços das mulheres e de outras minorias, é nosso desafio avançarmos cada dia mais na construção destas novas cartografias afetivas que não só nos auxiliam em nossa jornada como também apresentam ao mundo novas possibilidades de existirmos, retomando valores comunitários da nossa ancestralidade que foram dizimados por uma cultura de morte em oposição ao amor à vida.

É tempo de nos comprometermos a descolonizar o amor e também o nosso inconsciente, permitindo novos sentires e sentidos. É tempo de insurgência. Uma insurgência poética, que luta e resiste ao mesmo tempo em que escreve uma outra história e um novo futuro para as mulheres.

agradecimentos

Gostaria de expressar minha profunda gratidão a todas as mulheres que contribuíram para a realização deste livro. Este trabalho é fruto de um esforço coletivo, em que cada voz feminina trouxe uma perspectiva única e poderosa, enriquecendo nossa compreensão sobre a jornada e as lutas das mulheres.

Às mulheres da minha vida — mãe, família, amigas e mentoras —, que me apoiaram incondicionalmente, meu reconhecimento eterno. Vocês me ensinaram resiliência, coragem e compaixão. Suas lições estão presentes em cada página deste livro, guiando meu caminho e fortalecendo minha voz.

Agradeço à incrível Luiza Sahd, por ter possibilitado que meu primeiro texto sobre amizade feminina chegasse a tantas mulheres.

Agradeço também à Tainã Bispo, editora da Claraboia, pelo convite para escrever este livro e por se dedicar com tanto zelo e competência à concretização deste projeto.

A todas as colaboradoras, agradeço por cada revisão, sugestão e organização.

Agradeço a todas as leitoras que encontrarão, nas páginas deste livro, um reflexo de sua própria vida e desejo. Vocês são a razão pela qual este trabalho existe. Espero que encontrem aqui inspiração e um sentido de pertencimento. Que este livro sirva como um lembrete de que, juntas, somos mais fortes e que nossas histórias importam.

Finalmente, agradeço às mulheres que vieram antes de nós e abriram os caminhos. Este livro é uma homenagem a suas lutas e conquistas. Sem seus sacrifícios e sua coragem, nossas vozes não poderiam ser ouvidas.

A todas vocês, meu muito obrigada. Este livro é para vocês, por vocês e graças a vocês.

REFERÊNCIAS

ADICHIE, C. N. **O perigo de uma história única**. São Paulo: Companhia das Letras, 2019.

AMIZADE entre mulheres dura mais, diz estudo. **BBC Brasil**, 8 mar. 2007. Disponível em: https://www.bbc.com/portuguese/reporterbbc/story/2007/03/070308_mulheramiga_ir. Acesso em: 5 ago. 2024.

ANGELOU, M. **Mamãe & eu & mamãe**. Trad. Otacílio Nunes. São Paulo: Bertrand Brasil, 2013.

ARENDT, H. **A condição humana**. Trad. Roberto Raposo. 10. ed. Rio de Janeiro: Forense Universitária, 2014.

ARISTÓTELES. **De la génération dês animaux**. Texte établi et traduit par Pierre Louis. Paris: Les Belles Lettres, 1961.

ARISTÓTELES. **Ética a Nicômaco**. Trad. Giovanni Reale. Ed. bilíngue. São Paulo: Loyola, 2001.

AS MULHERES nervosas não são amadas. **Jornal das Moças**, 21 ago. 52. Disponível em: https://memoria.bn.gov.br/pdf/111031/per11 1031_1952_01940.pdf. Acesso em: 5 jul. 2024.

AUGEREAU, A. (2019). **La condition des femmes aux néolithiques. Pour une approche du genre dans le Néolithique européen** [A condição das mulheres no Neolítico. Por uma abordagem do gênero no Neolítico europeu]. Exposé soutenance HDR.

BARRENO, M. I.; COSTA, M. V. da; HORTA, M. T. **Novas cartas portuguesas**. São Paulo: Círculo do Livro, 1974.

BAUMAN, Z. **Amor líquido**: Sobre a fragilidade dos laços humanos. Rio de Janeiro: Zahar, 2004.

BEAUVOIR, S. **Le deuxième sexe**. Paris: Gallimard, 1949.

BEAUVOIR, S. **O segundo sexo**. Trad. Sérgio Milliet. Rio de Janeiro: Nova Fronteira, 1980.

BONACCHI, G.; GROPPI, A. **O dilema da cidadania**. Direitos e deveres das mulheres. São Paulo: Editora da Unesp, 1994.

BOURDIEU, P. **A dominação masculina**. 15. ed. Rio de Janeiro: Bertrand Brasil, 2005.

BRAFF, D. From best friends to platonic spouses. **The New York Times**, 1 maio 2021. Disponível em: https://www.nytimes.com/2021/05/01/fashion/weddings/from-best-friends-to-platonic-spouses.html. Acesso em: 5 ago. 2024.

BRASIL precisa de mais testosterona, diz Nikolas Ferreira em ato pró-Bolsonaro no Rio. **UOL**, 21 abr. 2024. Disponível em: https://noticias.uol.com.br/ultimas-noticias/agencia-estado/2024/04/21/brasil-precisa-de-mais-testosterona-diz-nikolas-ferreira-em-ato-pro-bolsonaro-no-rio.htm. Acesso em: 5 ago. 2024.

CAMPBELL, J; MOYERS, B. **The power of myth**. New York: Doubleday, 1988.

CIÊNCIA Doméstica. **Jornal das Moças**, 1 fev. 1945. Disponível em: https://memoria.bn.gov.br/pdf/111031/per111031_1945_01546.pdf. Acesso em: 5 jul. 2024.

CIXOUS, H. The Laugh of the Medusa. *In*: MARKS, E.; COURTIVRON, I. de. (eds.). **New French Feminisms**: An Anthology. Amherst: University of Massachusetts Press, 1981.

DAVIS, A. **Mulheres, raça e classe**. São Paulo: Boitempo, 2016.

DEALDINA, S. dos S. (org.). **Mulheres quilombolas**: Territórios de existências negras femininas. São Paulo: Jandaíra, 2020.

DERRIDA, J. **Politics of Friendship**. Trad. G. Collins. New York: Verso, 1997.

DURAND, G. **L' imaginaire**. Essai sur les sciences et la philosophie de l'image. Paris: Hatier, 1994.

ENGELS, F. **A origem da família da propriedade privada e do Estado**. Rio de Janeiro: Global, 1986.

ESPINOSA, B. **Ética**. Trad. Tomaz Tadeu. 2. ed. Belo Horizonte: Autêntica, 2008.

FADERMAN, L. **Surpassing the Love of Men**: Romantic Friendship and Love Between Women from the Renaissance to the Present. New York: William Morrow, 1981.

FEDERICI, S. **Calibã e a bruxa**: Mulheres, corpo e acumulação primitiva. São Paulo: Elefante, 2019.

FEDERICI, S. **Mulheres e caça às bruxas**. São Paulo: Boitempo, 2019.

FÓRUM BRASILEIRO DE SEGURANÇA PÚBLICA (FBSP). **Anuário Brasileiro de Segurança Pública 2022**. Disponível em: https://forumseguranca.org.br/wp-content/uploads/2022/07/14-anuario-2022-violencia-sexual-infantil-os-dados-estao-aqui-para-quem-quiser-ver.pdf. Acesso em: 1 mar. 2024.

FOUCAULT, M. **A hermenêutica do sujeito**: Curso dado no Collège de France (1981-1982). Trad. Márcio Alves da Fonseca e Salma Tannus Muchail. São Paulo: Martins Fontes, 2006.

FOUCAULT, M. **Microfísica do Poder**. Porto Alegre: Graal, 1988.

FREUD, S. (1910). Contributions to the psychology of love. *In*: **The Standard Edition of the Complete Psychological Works of Sigmund Freud**. vol. XI. Londres: Hogarth Press, 1953-1974.

FREUD, S. Conferência XXXIII: Feminilidade. Ed. Standard Brasileira das Obras Completas, 22. Rio de Janeiro: Imago, 1974.

FREUD, S. Inibição, sintoma e angustia. *In*: FREUD, S. **Obras Completas**. Vol. 17. São Paulo: Companhia das letras, 2014.

FRYE, M. **Politics of reality**: Essays in feminist theory. Trumansburg: The Crossing Press, 1983.

GAZALÉ, O. **Le mythe de la virilité** [O mito da virilidade]. Paris: Robert Laffont, 2017.

GELLES-WATNICK, R. For Valentine's Day, 5 facts about single Americans. **Pew Research Center**, 8 fev. 2023. Disponível em: https://www.pewresearch.org/short-reads/2023/02/08/for-valentines-day-5-facts-about-single-americans/. Acesso em: 21 abr. 2024.

GIMBUTAS, M. **The Civilization of the Goddess**: The World of Old Europe. Trad. Alice Keating. São Paulo: Cultrix, 1997.

GUATARRI, F.; ROLNIK, S. **Micropolíticas**: Cartografias do desejo. Petrópolis: Vozes, 2005.

GUATTARI, F. De la schizoanalyse institutionnelle. [S. l.]: Saint-Germain-la-Blanche-Herbe: **Institut Mémoires de l'Édition Contemporaine**: GTR 28.14, 1985.

HARDING, S. What is the Real Material Base of Patriarchy and Capital? *In*: SARGENT, L. **The Unhappy Marriage of Marxism and Feminism**. London: Pluto Press, 1981, p. 135-164.

hooks, b. **Salvation**: Black people and love. New York: William Morrow Paperbacks, 2001.

hooks, b. **Tudo sobre o amor**: Novas perspectivas. São Paulo: Elefante, 2021, p. 49.

hooks, b. (2006). **Vivendo de amor**. Recuperado de: http://www.olibat.com.br/documentos/Vivendo%20de%20Amor%20Bell%20Hooks.pdf.

HORNEY, K. A gênese do complexo de castração nas mulheres. *In*: HORNEY, K. **Psicologia feminina**. Rio de Janeiro: Bertrand Brasil, 1991.

HORNEY, K. **A personalidade neurótica do nosso tempo**. Rio de Janeiro: Civilização Brasileira, 1977.

HORNEY, K. **Novos caminhos da psicanálise**. Rio de Janeiro: Imago, 1931.

HORNEY, K. **Novos rumos da psicanálise**. Trad. José Severo de C. Pereira. Rio de Janeiro, São Paulo, Bahia: Civilização Brasileira, 1959.

KEHL, M. R. Existe uma função fraterna? *In*: KEHL, M. R. (Org.). **Função fraterna**. Rio de Janeiro: Relume Dumará, 2000.

KOLLONTAI, A. **Abram caminho para o Eros alado**. Trad. P. Nassetti. São Paulo: Saraiva, 1982.

KRAMER, H.; SPRENGER, J. **O martelo das feiticeiras**. 29. ed. Rio de Janeiro: Rosa dos Tempos, 2020.

LACAN, J. Le séminaire, livre III: **Les psychoses**. Paris: Seuil, 1981.

LACAN, J. Subversão do sujeito e dialética do desejo no inconsciente freudiano. *In*: LACAN, J. **Escritos**. Rio de Janeiro: Jorge Zahar, 1998.

LANGFORD, W. "You Make Me Sick": Women, Health and Romantic Love. **Journal of Contemporary Health**, n. 5, p. 52-55, 1997.

LEE, M. J. Why so many South Korean women are refusing to date, marry or have kids. **The Conversation**, 15 maio 2023. Disponível em: https://theconversation.com/why-so-many-south-korean-women-are-refusing-to-date-marry-or-have-kids-202587. Acesso em: 5 maio 2024.

LIGUORI, M.; LIMA, N. (dir.). Esgotadas. **Think Olga**, 2023. Disponível em: https://lab.thinkolga.com/esgotadas/. Acesso em: 9 jun. 2024.

LISPECTOR, C. **Água viva**. Rio de Janeiro: Rocco, 1998.

MAQUIAVEL, N. **A arte da guerra**. São Paulo: Martin Claret, 2006.

MARX, K. **O capital**: Crítica da Economia Política. Trad. Reginaldo Sant'Anna. Vol. I. São Paulo: Nova Cultural, 1988.

MBEMBE, A. **Políticas da inimizade**. Trad. Marta Lança. Lisboa: Antígona, 2017.

MELHORES amigas decidem dividir uma casa e criar os filhos juntas. **Revista Crescer**, 17 ago. 2022. Disponível em: https://revistacrescer.

globo.com/Educacao-Comportamento/noticia/2022/08/melhores-amigas-decidem-dividir-uma-casa-e-criar-os-filhos-juntas.html. Acesso em: 5 maio 2024.

MURARO, R. M. Breve introdução histórica. *In*: KRAMER, H.; SPRENGER, J. **O martelo das feiticeiras**. Trad. Paulo Fróes. 10. ed. Rio de Janeiro: Rosa dos Tempos, 1993.

NICOCELI, Artur. **Brasil registra 1.463 feminicídios em 2023**, alta de 1,6% em relação a 2022. **G1**, 7 mar. 2024. Disponível em: https://g1.globo.com/politica/noticia/2024/03/07/brasil-feminicidios-em-2023.ghtml. Acesso em: 12 maio 2024.

NOVO estudo destaca fatores contextuais associados ao suicídio nas Américas. **Organização Pan-Americana da Saúde**, 23 fev. 2023. Disponível em: https://www.paho.org/pt/noticias/23-2-2023-novo-estudo-destaca-fatores-contextuais-associados-ao-suicidio-nas-americas. Acesso em: 5 ago. 2024.

O QUE vem a ser o "marido perfeito". **Jornal das Moças**, 2 abr. 1959. Disponível em: https://memoria.bn.gov.br/pdf/111031/per111031_1959_02285.pdf. Acesso em: 5 jul. 2024.

O TRABALHO não remunerado nas famílias brasileiras e seu impacto potencial no PIB. **FGV IBRE**, 4 out. 2023. Disponível em: https://portalibre.fgv.br/noticias/o-trabalho-nao-remunerado-nas-familias-brasileiras-e-seu-impacto-potencial-no-pib. Acesso em: 5 ago. 2024.

ORTEGA Y GASSET, J. **A rebelião das massas**. Trad. Bento Prado Júnior. São Paulo: Martins Fontes, 1987.

ORTEGA, F. **Genealogias da amizade**. São Paulo: Iluminuras, 2002.

OS DEZ mandamentos para a felicidade conjugal. **Jornal das Moças**, 16 maio 1957. Disponível em: https://memoria.bn.gov.br/pdf/111031/per111031_1957_02187.pdf. Acesso em: 5 jul. 2024.

PAI é preso por abusar da própria filha internada na UTI de hospital em SP. **Terra**, 12 jun. 2024. Disponível em: https://www.terra.com.br/noticias/brasil/pai-e-preso-por-abusar-da-propria-filha-internada-na-uti-de-hospital-em-sp,c2a90acf3295e3d10815ad2c91f0a-369cbfhuewu.html?utm_source=clipboard. Acesso em: 5 jul. 2024

PERROT, M. **As mulheres ou os silêncios da história**. Bauru: EDUSC, 2005.

PERROT, M. **Minha história das mulheres**. Trad. Angela M. S. Côrrea. São Paulo: Contexto, 2007.

PLATÃO. **O banquete**. Trad. Jaa Torrano. São Paulo: Martins Fontes, 1987.

PRETA Gil comemora última sessão de radioterapia. (2023). Vídeo (9min38s). **GShow**, 6 jun. 2023. Disponível em: https://gshow.globo.com/tudo-mais/tv-e-famosos/playlist/preta-gil-da-entrevista-emocionante-a-ana-maria-braga-trechos.ghtml. Acesso em: 5 ago. 2924.

REDE DE OBSERVATÓRIOS DA SEGURANÇA. **Elas Vivem**: Liberdade de ser e viver. São Paulo, 2023. Disponível em: https://observatorioseguranca.com.br. Acesso em: 21 abr. 2024.

RODRIGUES, P.; BARBIÉRI, L. F. Lira faz votação relâmpago, e Câmara aprova urgência do texto que equipara aborto a homicídio. **G1**, 12 jun. 2024. Disponível em: https://g1.globo.com/politica/noticia/2024/06/12/confusao-na-camara-lira-diz-que-aprovou-urgencia-para-projeto-do-aborto-parlamentares-alegam-que-nao-houve-votacao.ghtml. Acesso em: 5 jul. 2024.

ROLNIK, S. Amor, o impossível e uma nova suavidade. **Portal Geledés**, 29 maio 2015. Disponível em: https://www.geledes.org.br/amor-o-impossivel-e-uma-nova-suavidade-suely-rolnik/. Acesso em: 1 ago. 2024.

ROUDINESCO, E.; PLON, M. **Dictionnaire de la Psychanalyse**. Paris: Fayard, 1998.

SOLER. C. **O que Lacan dizia das mulheres**. Rio de Janeiro: Jorge Zahar, 2006.

SOMÉ, S. **O espírito da intimidade**: Ensinamentos ancestrais africanos sobre maneiras de se relacionar. São Paulo: Odysseus, 2007.

SYMONDS, A. **Fobias após o casamento**: Declaração de dependência das mulheres. *In*: MILLER, J. B. (ed.). **Psicanálise e mulheres**. Harmondsworth: Penguin, 1974.

TAVARES, M. A receita de quatro mulheres na faixa dos 70 para dividir uma casa sem aborrecimentos. **G1**, 6 fev. 2022. Disponível em: https://g1.globo.com/bemestar/blog/longevidade-modo-de-usar/post/2022/02/06/a-receita-de-quatro-mulheres-na-faixa-dos-70-para-dividir-uma-casa-sem-aborrecimentos.ghtml. Acesso em: 21 abr. 2024.

TROTSKY, L. **A revolução traída**: O que é e para onde vai a URSS? Trad. Leandro Konder. São Paulo: Companhia Editora Nacional, 1977.

WHITTLE, H. Alemanha quer dar segurança jurídica a "famílias de amigos". **Deutsche Welle**, 14 fev. 2024. Disponível em: https://www.dw.com/pt-br/alemanha-quer-dar-seguran%C3%A7a-jur%C3%ADdica-a-fam%C3%ADlias-de-amigos/a-68256862. Acesso em: 5 ago. 2024.

WINNICOTT, D. W. **Este feminismo**. Tudo começa em casa. São Paulo: Martins Fontes, 1989.

WOMEN are beautiful, men rational. **University of Copenhagen**, Faculty of Science, 27 ago. 2019. Disponível em: https://science.ku.dk/english/press/news/2019/women-are-beautiful-men-rational/. Acesso em: 4 out. 2019.

WOOLF, V. **Um teto todo seu**. Trad. Bia Nunes de Sousa. São Paulo: Tordesilhas, 2014.

ZICCARDI, V. V. Agamia: a nova forma de se relacionar que cresce entre os jovens. **O Globo**, La Nacion, 9 abr. 2024. Disponível em: https://oglobo.globo.com/saude/noticia/2024/04/09/agamia-a-nova-forma-de-se-relacionar-que-cresce-entre-os-jovens.ghtml. Acesso em: 21 abr. 2024.

Esta obra foi composta em Utopia Std e impressa em
papel pólen para a Editora Claraboia.